Mona Anwar
Mehrevan M. Abdel Moneim
Heba H. Metwaly

Efeito antiaterogénico do conteúdo dos cogumelos ostra

Mona Anwar
Mehrevan M. Abdel Moneim
Heba H. Metwaly

Efeito antiaterogénico do conteúdo dos cogumelos ostra

ScienciaScripts

Imprint

Any brand names and product names mentioned in this book are subject to trademark, brand or patent protection and are trademarks or registered trademarks of their respective holders. The use of brand names, product names, common names, trade names, product descriptions etc. even without a particular marking in this work is in no way to be construed to mean that such names may be regarded as unrestricted in respect of trademark and brand protection legislation and could thus be used by anyone.

Cover image: www.ingimage.com

This book is a translation from the original published under ISBN 978-620-2-06773-7.

Publisher:
Sciencia Scripts
is a trademark of
Dodo Books Indian Ocean Ltd. and OmniScriptum S.R.L publishing group

120 High Road, East Finchley, London, N2 9ED, United Kingdom
Str. Armeneasca 28/1, office 1, Chisinau MD-2012, Republic of Moldova, Europe
Printed at: see last page
ISBN: 978-620-7-94397-5

Lista de conteúdos

Lista de abreviaturas

Abbreviations	Description
ADMA	AsymetricDimethylargnine
AGE	Advanced Glycation End Products
Ang II	Angiotensin II
ATP	Adenosine Triphosphate
BH2	Dihydrobiopterin
BH4	Tetrahydrobiopterin
cAMP	Cyclic Adenosine Monophosphate
cGMP	Cyclic Guanosine Monophosphate
DDAH	DimethylarginineDimethylaminohydrolase
E2	Estrogen
ECs	Endothelial Cells
eNOS	Endothelial Nitric Oxide Synthase
ER	Estrogen Reseptor
ET	Endothelin
FFAs	Free Fatty Acids
GTP	Guanosine Triphosphate
HDL-C	High Density Lipoprotein – Cholesterol
HMG-CoA	3- Hydroxy-3-Methylglutaryl-CoA
HTGL	Hepatic Triglyceride Lipase
ICAM-1	Intercellular Adhesion Molecule-1
IL	Interleukins
iNOS	Inducible Nitric Oxide Synthase
IR	Insulin Resistance
LCAT	Lecithin: Cholesterol Acyltransferase
LDL-C	Low Density Lipoproteins-Cholesterol
NAD	Nicotinamide Adenine Dinucleotide
NADPH	NicotinamideAdenosine Dinucleotide Phosphate
NF-κ β	Nuclear Factor Kappa β
nNOS	Neuronal Nitric Oxide Synthase
NO	Nitric Oxide
NOS	Nitric Oxide Synthase
NOx	Nitrite/ Nitrate

Efeito antiatergénico do conteúdo dos cogumelos ostra

Resumo

Foi demonstrado que os Oyster Mushrooms têm efeitos favoráveis nos lípidos séricos, melhoram a vasodilatação dependente do endotélio, aumentam o nível de antioxidantes e estrogénios e diminuem a propagação de trombos intravasculares. Estas descobertas geraram mecanismos propostos pelos Cogumelos Ostra para melhorar a disfunção endotelial e proteger contra o desenvolvimento da aterosclerose.

Introdução

O endotélio é um revestimento celular interno dos vasos sanguíneos e linfáticos. É um órgão altamente ativo metabolicamente que está envolvido em muitos processos fisiopatológicos, incluindo o controlo do tónus vasomotor, a função de barreira, a adesão de leucócitos, o tráfico e a inflamação (**Senaet al.,2013**).

As células que formam o endotélio são designadas por células endoteliais (CE). As CE em contacto direto com o sangue são designadas por células endoteliais vasculares (VEC), enquanto as que estão em contacto direto com a linfa são conhecidas por células endoteliais linfáticas.

A superfície da CE num ser humano adulto é composta aproximadamente por 1 a 6 × 1013 células, pesa aproximadamente 1 kg e cobre uma área de superfície de cerca de 1 a 7 m^2 . A CE tem entre 25-50 µm de comprimento, 10-15µm de largura e até 5 µm de profundidade (**Ait-Oufellaet al., 2010**). A normalidade da estrutura e das funções das células endoteliais é de grande importância para a manutenção da integridade da parede do vaso (**Ferriet al., 2006**).

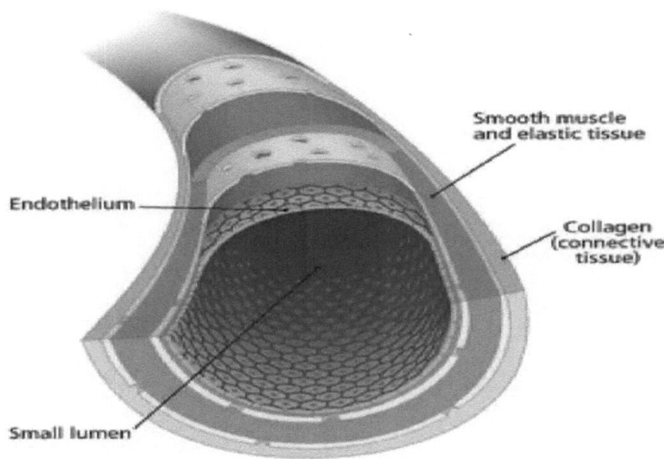

Figura 1. Microradiografia de uma artéria humana mostrando o endotélio (Qianet al., 2010).

Funções do endotélio:

O endotélio é uma camada celular altamente dinâmica que está envolvida numa multiplicidade de funções fisiológicas, incluindo a regulação da integridade dos vasos, o crescimento e a remodelação vascular, o crescimento e o metabolismo dos tecidos, as respostas imunitárias, a adesão celular, a angiogénese, a hemostase e a permeabilidade vascular. Além disso, desempenha um papel fundamental na regulação do tónus vascular, controlando o fluxo sanguíneo dos tecidos e as respostas inflamatórias e mantendo a fluidez do sangue. Além disso, o endotélio mantém o equilíbrio entre a vasodilatação e a vasoconstrição, a inibição e a promoção da migração e da proliferação das células musculares lisas, a fibrinólise e a trombogénese, bem como a prevenção e a estimulação da adesão e da agregação das plaquetas (Fig. 2) (**Félétou., 2011**).

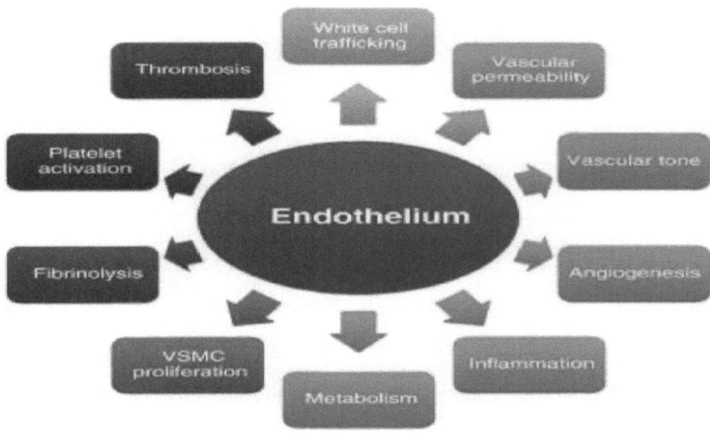

Figura 2.Múltiplas funções das células endoteliais (Landmesseret al.,2004).

- <u>Regulação do tónus vascular</u>

As células endoteliais regulam o fluxo vascular e o tónus vasomotor basal (logo, a pressão arterial) através da libertação altamente controlada dos vasodilatadores óxido nítrico e prostaciclina e dos vasoconstritores endotelina (ET), angiotensina II (AngII) e tromboxano A2. O óxido nítrico e a ET são os principais reguladores do tónus vascular basal e é apenas quando a função vascular/hemodinâmica é perturbada que a prostaciclina e a AngII entram em ação (fig.3) (**Rajendranet al., 2013**).

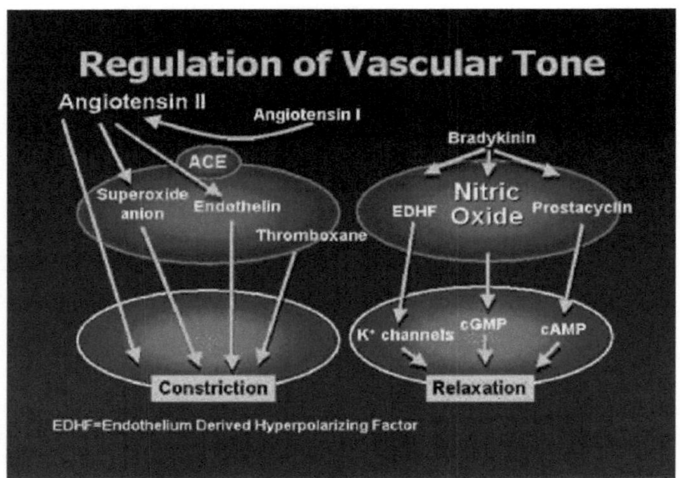

Figura 3.Regulação da reatividade vascular (Vinik e Flemmer, 2002).

Factores vasodilatadores:

- **Óxido nítrico**

O óxido nítrico (NO), uma molécula simples, desempenha um papel importante em quase todos os sistemas biológicos (**Aslet al., 2008**). É conhecido como o fator de relaxamento derivado do endotélio (**Nyberg et al., 2012**). Desempenha um papel fundamental na regulação do tónus vascular e da função vasomotora através da estimulação do relaxamento das células musculares lisas vasculares, para além de induzir a vasodilatação, o NO inibe a agregação de plaquetas, inibe a adesão de monócitos e leucócitos ao endotélio, inibe a proliferação de células musculares lisas e inibe a oxidação do LDL. O NO derivado do endotélio também inibe a inflamação vascular ao suprimir a expressão e a atividade das moléculas de adesão e das quimiocinas (**Sibalet al., 2010**). Por conseguinte, a vasodilatação dependente do endotélio nas artérias coronárias com aterosclerose estabelecida resulta numa vasoconstrição paradoxal, que pode resultar numa redução da perfusão miocárdica e do miocárdio (**Bernatovaet al., 2010**).

O NO é gerado a partir da L-arginina por ação da NOsintase endotelial (eNOS) na

6

presença de cofactores como a tetrahidrobiopterina (BH4), oxigénio e nicotinamida adenosina dinucleótido fosfato (NADPH) (**Erenet al., 2014**).

Existem três isoformas de NOS que são classificadas pelas células;isoforma neuronal (nNOS) que produz NO para atuar como um mensageiro neuronal que regula a libertação de neurotransmissores sinápticos (**Abdel-Sater, 2015**), isoforma macrófaga ou induzível (iNOS) que só é expressa em células que foram expostas a mediadores inflamatórios ou outros estímulos prejudiciais que activam os macrófagos e NOS endotelial (eNOS) que produz óxido nítrico na vasculatura (**Sandooet al.,2010**).

O NO difunde-se para as células musculares lisas vasculares (VSMC) e ativa a guanilateciclase solúvel (sGC), produzindo níveis aumentados de guanosina-3,5-monofosfato cíclico (cGMP) que ativa a proteína quinase G (PKG) que conduz ao relaxamento do músculo liso (**Sandooet al., 2010**) (Fig. 4).

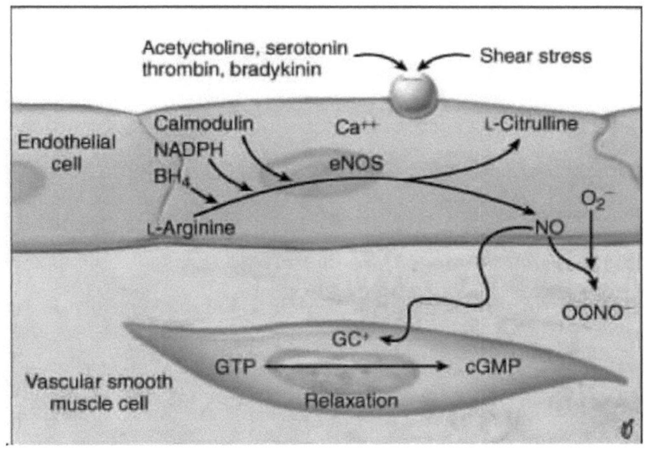

Figura 4.Produção de óxido nítrico pelas células endoteliais (Moncada., 1999).

-    **Prostaciclina**

A prostaciclina é um eicosanóide derivado do ácido araquidónico que actua como um fator parácrino. Provoca vasodilatação e inibe a agregação plaquetária (**Ait-**

Oufellaet al.,2010). Desempenha um papel compensatório na dilatação do vaso quando o NO é reduzido (**Sandooet al., 2010**).

Quando os receptores da prostaciclina se ligam à prostaciclina, esta leva à inibição da agregação plaquetária (**Chow et al., 2003**) e ativa a adenilateciclase, que induz a síntese de monofosfato de adenosina cíclico (AMPc) (**Billington e Penn., 2003**). O AMPc ativa então a proteína quinase A (PKA), que permite o relaxamento do músculo liso (**Fetalveroet al., 2007**)

Factores vasoconstritores:

-   **Endotelinas**

As endotelinas (ETs) são uma família de três isoformas distintas de peptídeos de 21 aminoácidos de comprimento (ET-1, -2 e -3) (**Kohan et al., 2011**). São produzidas por diversos tipos de células e servem para regular o tónus vasomotor, a proliferação celular e a produção de hormonas. As células endoteliais produzem apenas ET-1, que também é sintetizada pelas células musculares lisas vasculares. A produção de ET-1 é induzida por hipoxia, isquémia e tensão de cisalhamento, que induzem a transcrição do mRNA da ET-1, com secreção imediata de ET-1 em poucos minutos (**Schinelli, 2006**).

A ET-1 medeia as suas acções através da ligação a receptores membranares específicos acoplados à proteína G, nomeadamente os subtipos ETA e ETB. Os receptores do tipo A, presentes no músculo liso vascular e nos miócitos cardíacos, ligam-se preferencialmente à ET-1 com elevada afinidade e são considerados responsáveis pela maior parte da vasoconstrição e proliferação induzidas pela ET-1, ao passo que os receptores do tipo B estão presentes principalmente nas CE [74], mas também são detectados nas células musculares lisas e medeiam o vasorrelaxamento através do NO e da prostaciclina. A expressão de ambos os receptores de endotelina está sob controlo apertado e a sua expressão é frequentemente paralela à das endotelinas (**Dong et al., 2005**).

A ET-1 desempenha um papel importante na função vascular anormal e na remodelação das artérias de resistência nas doenças cardiovasculares através de vários mecanismos, incluindo o aumento da proliferação de células musculares lisas (SMC) e a remodelação vascular, bem como o aumento do stress oxidativo através da geração de espécies reactivas de oxigénio por ativação da NADPH oxidase (**Amiriet al., 2004**).

A ET-1 aumenta as acções vasculares de outros péptidos vasoactivos, como a norepinefrina e a serotonina; participa ativamente na ativação de leucócitos e plaquetas; e facilita a aterosclerose (**Thorin e Clozel, 2010**).

- **Tromboxano A2**

O tromboxano A2 é produzido por plaquetas activadas e tem propriedades pró-trombóticas. Estimula a ativação de novas plaquetas, aumenta a agregação plaquetária e a coagulação sanguínea (**Yamada et al., 2003**). O tromboxano A2 dirige as suas acções biológicas através da interação com receptores prostanóides para promover a vasoconstrição e a proliferação de células musculares lisas vasculares (**Sellers e Stallone, 2008**).

- **Angiotensina II**

A angiotensina II (Ang II) é um péptido vasoativo pleiotrópico que causa vasoconstrição e tem também propriedades pró-oxidantes. Pode provocar a produção de espécies reactivas de oxigénio, aumentar os níveis de citocinas, incluindo a interleucina 6 (IL-6), o interferão γ (IFN-γ) e a proteína quimioatraente de monócitos-1 (MCP-1), regular positivamente a molécula de adesão celular vascular-1 (VCAM-1) nas CE e estimular a produção de ET-1 (**Alessandro et al., 2012**).

- ## **Papel do endotélio na inflamação**

A inflamação desempenha um papel fundamental na iniciação, progressão e eventual rutura das placas ateroscleróticas. À medida que se acumulam provas que ligam os processos inflamatórios à aterogénese, os marcadores de inflamação e de ativação endotelial podem tornar-se úteis, fornecendo informações adicionais sobre o risco de um doente desenvolver doenças cardiovasculares (**Funk et al., 2012**).

As funções pleiotrópicas do mediador endógeno NO incluem a supressão de respostas inflamatórias, como o recrutamento de leucócitos (**Jadertet al., 2011**). O recrutamento de leucócitos é um processo celular e molecular dinâmico na inflamação e constitui o rolamento de leucócitos, a adesão e, finalmente, a emigração da microvasculatura (**Hossainet al., 2012**). Além disso, o NO reduz a quimiotaxia de neutrófilos que regulam os fatores pró-inflamatórios, como o fator de transcrição do fator nuclear kappa β (NF-κβ), fator de ativação plaquetária, citocinas fator de necrose tumoral alfa (TNF-α), IL-6, IL-8 e lipoproteína oxidada de baixa densidade (Ox-LDL) que estimulam a ativação das células endoteliais, resultando em maior permeabilidade endotelial (**Turnbull et al., 2008**).

• <u>Papel do endotélio na fibrinólise</u>

O endotélio é responsável pela fluidez do sangue e pela função de coagulação através da produção de factores que regulam a atividade plaquetária, a cascata de coagulação e o sistema fibrinolítico (**Edmunds e Colman., 2006**). Os CEs impedem a ativação da trombose para manter a atividade anticoagulante através da ativação, convertem o fibrinogénio solúvel em filamentos insolúveis de fibrina, estimulam a coagulação causando a ativação das plaquetas e a ativação de vários factores de coagulação. As CE libertam sulfato de haparano e aminoglicanos glicólicos na matriz extracelular para estimular a antitrombina-III. Também produzem inibidores da via do fator tecidular que inibem a formação de trombina e expressam trombomodulina (**Achnecket al., 2010**).

Além disso, as CE sintetizam o ativador do plasminogénio de tipo tecidular (t-PA), que é um poderoso agente trombolítico, regula a atividade fibrinolítica e medeia a doença aterotrombótica vascular (**Mukaiet al., 2007**).

• **Ativador do plasminogénio tecidular (t-PA)**

O ativador do plasminogénio tecidular (t-PA) é sintetizado e libertado das VECs como uma forma ativa, quer constitutivamente quer de forma regulada após vários tipos de estímulos de vários grânulos diferentes (**Knipeet al., 2010**) e, assim, a quantidade de t-PA segregado é um determinante principal do potencial de ativação do plasminogénio na vasculatura. É inibido pelo inibidor do ativador do plasminogénio tipo 1 (PAI-1) (**Urano e Suzuki., 2012**).

A síntese endotelial de t-PA varia com o tamanho do vaso e a localização anatómica. Nos seres humanos, o t-PA imunorreativo está presente no endotélio normal das artérias mamária interna e coronária, da veia safena e da aorta **(Salameet al., 2000)**. A sua taxa de síntese é aumentada pela trombina e pela histamina e é reduzida pela plasmina**(Oliveret al., 2005)**.

O t-PA tem um papel fundamental na dissolução de coágulos e na manutenção do lúmen dos vasos. Tem sido utilizado terapeuticamente no tratamento de eventos em que a oclusão aguda por trombos é um acontecimento precipitante de estados de doença potencialmente fatais (ou seja, enfarte do miocárdio, acidente vascular cerebral, embolia pulmonar maciça) **(Calles-escandon e Cipolla... 2001), 2001)**. Uma vez libertado, o t-PA catalisa a conversão do plasminogénio em plasmina, facilitando a dissolução do trombo através da degradação proteolítica da fibrina em produtos solúveis de degradação da fibrina **(Oliveret al., 2005)**.

Em condições normais, o sangue está constantemente num equilíbrio entre a ativação da coagulação e a fibrinólise. Uma hipótese atual afirma que, em doentes com disfunção endotelial, os níveis de PAI-1 estão elevados, o que, por sua vez, inibe a dissolução de depósitos de fibrina no lado luminal da parede do vaso. Vários investigadores sugeriram que o PAI-1 desempenha um papel importante na geração e/ou progressão da aterosclerose **(Badimonet al., 2012)**.

O aumento do PAI-1 leva a uma diminuição da atividade do t-PA e prejudica a fibrinólise, que é crítica nas doenças cardiovasculares **(Umpaichitraet al., 2005)**. Sabe-se que a resistência à insulina (IR), bem como a obesidade e a diabetes mellitus tipo 2, várias vias de sinalização desempenham papéis importantes na regulação da expressão do gene PAI-1 **(Fujita et al., 2006)**.

- ## Papel do endotélio na proliferação de células musculares lisas:

Em condições normais, as células musculares lisas (SMC) têm a capacidade inerente de alternar entre um fenótipo contrátil e um fenótipo quiescente. O processo natural de cicatrização de feridas em resposta a lesões envolve a produção de vários factores de crescimento, por exemplo, o fator de crescimento derivado das plaquetas, o fator de crescimento endotelial vascular, o fator de crescimento semelhante à insulina e o fator de crescimento de fibroblastos **(Louis e Zahradka., 2010)**. As SMCs diferenciam-se num fenótipo contrátil após exposição a múltiplos factores de crescimento e mediadores inflamatórios (**Lehtiet al., 2009**). Um endotélio intacto é suficiente para promover a inibição da proliferação de SMCs através da sua elaboração de NO, prostaciclina, fator de crescimento transformador -β e a expressão superficial de moléculas semelhantes a haparan (**de Prado et al., 2011**).

Disfunção endotelial

A disfunção endotelial pode ser definida como a redução do vasorrelaxamento mediado pelo endotélio, a desregulação hemodinâmica, a diminuição da capacidade fibrinolítica, o aumento do turnover, a produção excessiva de factores de crescimento, o aumento da expressão de moléculas de adesão e de genes inflamatórios, a produção excessiva de ERO, o aumento do stress oxidativo e o aumento da permeabilidade da camada celular, que desempenham um papel importante no desenvolvimento da aterosclerose (fig.5) (**Hirose et al., 2010**).

A disfunção endotelial pode resultar ou contribuir para vários processos de doença, diabetes ou síndrome metabólica, hiperlipidimia e menopausa, podendo também resultar de factores ambientais, como o consumo de produtos do tabaco e a exposição à poluição atmosférica (**Kolluruet al., 2012**).

Está normalmente associada a uma diminuição da produção ou da disponibilidade de NO. A redução da atividade do NO pode dever-se ao aumento das espécies reactivas de oxigénio, que leva ao aumento da taxa de degradação do NO. Além disso, a Ang II aumenta as NADPH oxidases vasculares e a produção de superóxido, causando a eliminação de NO e, assim, diminui a disponibilidade de NO (**Elnakishet al., 2013**). A diminuição do NO também pode ser devida à redução da expressão e ativação da NOS devido à insuficiência do seu substrato l- arginina ou dos co-factores BH4 (**Brevettiet al., 2008**). O cofator BH4 diminui devido ao aumento do stress oxidativo e das citocinas pró-inflamatórias que reduzem a atividade da GTP-ciclohidrolase, a enzima que limita a taxa de produção de BH4 (**Kolluruet al., 2012), 2012**).Também a redução na produção e biodisponibilidade de NO pode ser devida ao aumento da dimetilarginina assimétrica (ADMA)(**Celiket al., 2012**).ADMA é um inibidor endógeno da NOSque compete com a L-arginina pelo sítio ativo da NOS endotelial.

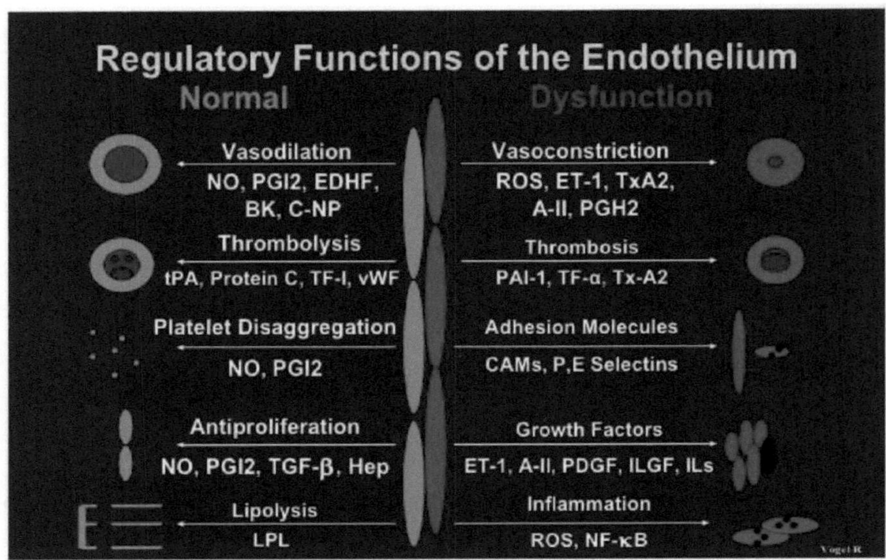

Figura 5.Mecanismos de disfunção endotelial (Grassiet al., 2008).

- ## <u>ADMA e o seu papel na disfunção endotelial:</u>

A dimetilarginina assimétrica (ADMA) é um inibidor competitivo endógeno da NO sintase e, por conseguinte, pode causar disfunção endotelial (**Nakhjavaniet al., 2010**). Putativamente, vários desses factores de risco, incluindo a obesidade, a hipertensão, a hipercolesterolemia, o tabagismo, a diabetes mellitus, a hiper-homocisteinemia e a inflamação vascular podem mediar os seus efeitos deletérios na parede vascular através da disfunção da via endotelial L-arginina/NO (**Sibalet al., 2010**).

As dimetilargininas são o resultado da degradação de proteínas metiladas (Sibal et al., 2010). Os grupos metilo são derivados da S-adenosilmetionina (SAM), com o envolvimento das enzimas proteína arginina metiltransferase tipo 1 e 2. A libertação de ADMA das células endoteliais é aumentada na presença de LDL nativa ou Ox-LDL, possivelmente mediada pela regulação positiva das metiltransferases dependentes de SAM (**Chenet al.,2012**) (Fig. 6).

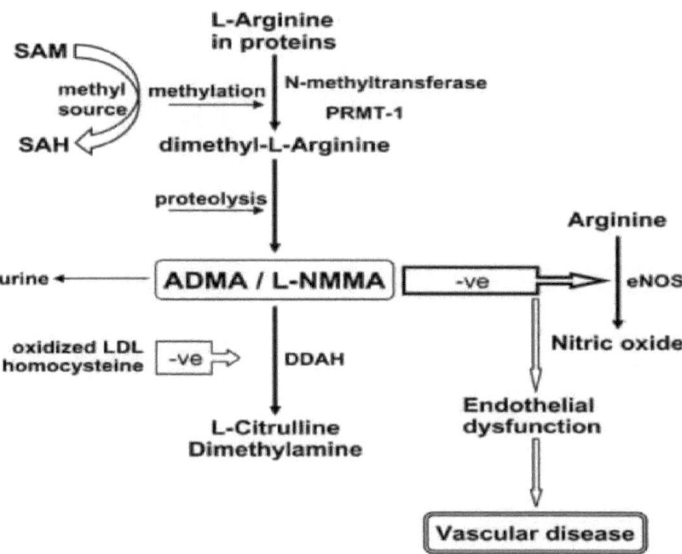

Figura 6. Visão geral das vias de síntese e metabolismo do ADMA (Sibalet al.,2010).

A excreção renal desempenha um papel importante na eliminação do ADMA endógeno através da degradação hidrolítica em citrulina e dimetilamina, catalisada pela enzima dimetil arginina dimetilaminidrolase (DDAH). O aumento dos níveis plasmáticos de glucose, Ox-LDL e homocisteína está associado a uma diminuição dos níveis de DDAH **(Weis etal., 2004)**.

- **Mecanismos subjacentes à disfunção endotelial na diabetes mellitus:**

A Diabetes Mellitus (DM) é um grupo de doenças metabólicas caracterizadas por hiperglicemia resultante de defeitos na secreção de insulina, na ação da insulina ou em ambas **(Kumar e Clark, 2012)**.

Os mecanismos da doença vascular na diabetes incluem a formação de resistência à insulina, produtos finais de glicação avançada, ativação da proteína quinase C (PKC), via do poliol, aumento da hiperlipidemia e stress oxidativo (fig.7) **(Li et al., 2011)**.

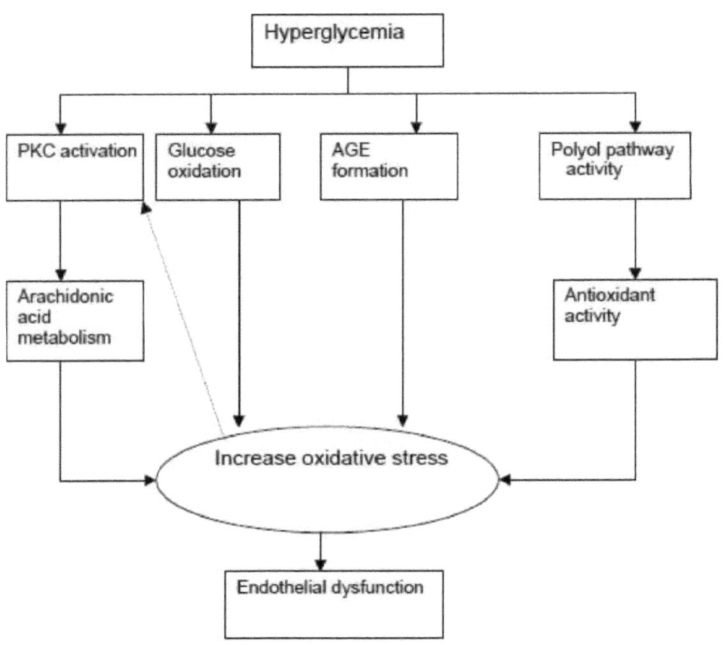

Fig. 7 Mecanismos de disfunção endotelial no estado diabético (Ceriello, 2005).

- **Resistência à insulina**

A resistência à insulina (RI) refere-se a uma diminuição da capacidade da insulina para promover a captação de glicose no músculo esquelético e no tecido adiposo e para suprimir a produção hepática de glicose (**Senaet al.,2013**). A insulina estimula a produção de NO pelas células endoteliais, aumentando a atividade da NOS através da ativação da fosfatidilinositol-3 quinase (**Pansuriaet al., 2012**). Na resistência à insulina (RI), esta via é prejudicada e a produção de NO é diminuída (fig. 8). A RI também estimula a produção do vasoconstritor ET-1 e aumenta a expressão de PAI-1 e de moléculas de adesão celular (**Muniyappa e Sowers.,2013**).

Para além dos efeitos diretos da IR no endotélio, também estimula a proliferação e migração de VSMC, enquanto no tecido adiposo está associada à libertação excessiva de ácidos gordos livres (AGL) (**Senaet al., 2013**).

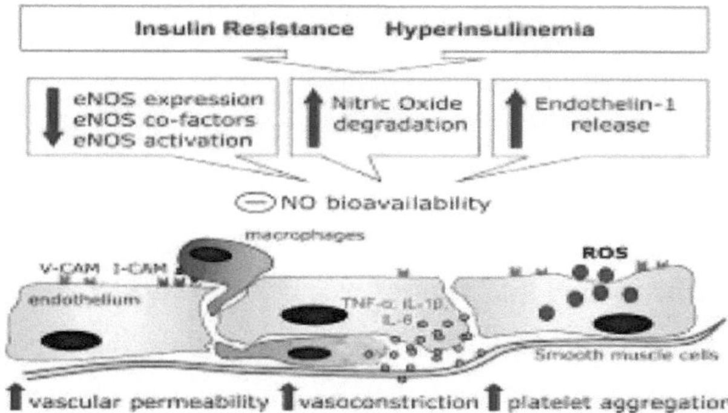

Figura 8: Disfunção endotelial sob resistência à insulina e hiperinsulinemia (Potenza et al., 2009).

- **Produtos finais de glicação avançada:**

A glicose e outros açúcares redutores têm a capacidade de reagir com proteínas, lípidos e ADN, modificando macromoléculas e ácidos nucleicos num processo conhecido como reação de Maillard (**Goldinet al., 2006**). Esta reação não enzimática subdivide-se em três fases principais: precoce, intermédia e tardia. Numa fase inicial, a glucose ou outros açúcares redutores reagem com um grupo amino livre de aminas biológicas para formar um composto instável, a base de Schiff, que sofre um rearranjo para um produto mais estável conhecido como produto de Amadori. Na fase tardia da glicação, formam-se compostos irreversíveis denominados AGEs (**Singhet al., 2014**). Estes AGEs, através dos seus receptores (RAGEs), inactivam enzimas e alteram as suas estruturas e funções, promovem a formação de radicais livres e extinguem e bloqueiam os efeitos antiproliferativos do óxido nítrico. Ao aumentar o stress oxidativo intracelular, os AGEs activam o fator de transcrição NF- 'i<B, promovendo assim a regulação positiva de vários genes alvo controlados pelo NF-κB. O NF-κB aumenta a produção de óxido nítrico, que se acredita ser um mediador da lesão das células beta das ilhotas (Maritim et al., 2003). Para além de outros efeitos, como o aumento da permeabilidade vascular, a estimulação da proliferação celular, a indução da migração de macrófagos e a estimulação da formação de ET-1 (fig.9) (**Singh et al., 2014**).

- **Proteína quinase C**

A proteína quinase C (PKC) é uma enzima que modula as funções de outras proteínas através da sua fosforilação. A PKC é activada pelo nível elevado de diacilglicerol (DAG), derivado do aumento da formação de fosfato de triose através da hiperglicemia (Giacco e Brownlee, 2010). A ativação da PKC resulta em disfunção vasodilatadora dependente do endotélio, alterando a biodisponibilidade do NO, afectando a expressão e as acções do fator de crescimento endotelial vascular e diminuindo a produção de prostaciclina, bem como aumentando a produção de tromboxano e ET-1. A PKC ativa a NADPH oxidase aumentando a produção de superóxido e prejudicando a fibrinólise através do aumento da produção de factores pró-trombóticos como o fator tecidular (TF) e o PAI-1 (fig.9)(**Geraldes e King., 2010**).

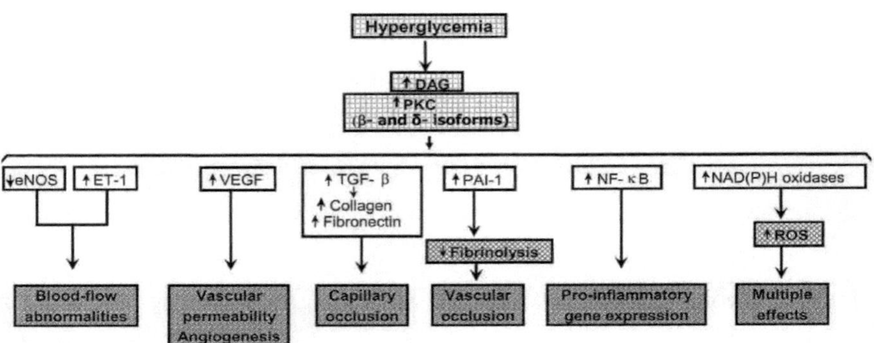

Figura 9.Ativação da PKC induzida pela hiperglicemia que afecta múltiplas funções celulares (Geraldes e King., 2010).

- **Via dos polióis**

A via do poliol é uma via metabólica em duas etapas, na qual a glucose é reduzida a sorbitol, que é depois convertido em frutose. Torna-se ativa quando as concentrações intracelulares de glucose são elevadas (**Oates, 2002**). A aldose redutase, a primeira enzima e a que limita a velocidade da via, reduz a glucose a sorbitol utilizando NADPH como cofator (fig.10). A utilização de NADPH pela via do poliol pode resultar numa menor disponibilidade de cofator para muitas enzimas endoteliais, incluindo a NO sintase e o citocromo P450, bem como para a glutationa redutase, que é fundamental para a manutenção do pool intracelular de glutationa reduzida (GSH)(**Lorenzi, 2007**).

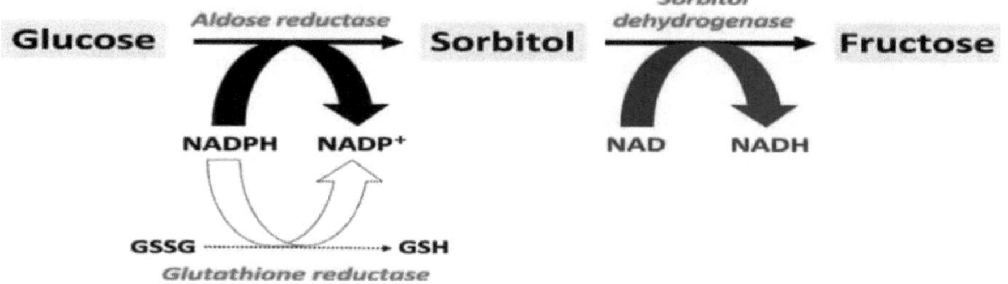

Figura 10: Papel da aldose redutase no stress oxidativo induzido pela hiperglicemia (Mapanga e Essop., 2016).

- **Hiperlipidemia**

Acredita-se que a deficiência da ação biológica da insulina a nível celular seja um defeito metabólico fundamental e possivelmente o principal defeito metabólico subjacente ao desenvolvimento da dislipidemia caraterística observada na diabetes (**Solano e Goldberg, 2006**). A diabetes mellitus é caracterizada por anomalias lipídicas, tais como níveis plasmáticos elevados de colesterol LDL, lipoproteínas de muito baixa densidade (VLDL), TAG, AGL circulantes e diminuição do colesterol HDL (**Ansaret al., 2011**).

Os possíveis mecanismos subjacentes à disfunção endotelial induzida pela hiperlipidemia incluem: regulação positiva da NADPH oxidase, aumento da produção do anião superóxido (o2·) e do stress oxidativo, aumento dos níveis plasmáticos de ADMA (**Soldatoset al., 2005**) e oxidação do LDL-C (**Sawamura, 2004**).

O excesso de O_2 modifica o LDL-C para formar Ox-LDL, que desempenha um papel importante no desenvolvimento da ativação endotelial e da aterosclerose (**Zeibiget al.,2011**). A Ox-LDL tem sido relatada como promotora da produção de ET-1 e Ang II (**Mudauet al.,2012**).

Além disso, o Ox-LDL pode ser engolido pelos macrófagos, formando células espumosas que aderem à parede do vaso e contribuem para o início de uma placa aterosclerótica (fig.11) (**Sawamura, 2004**).

Foi demonstrado que tanto o LDL-C como o Ox-LDL aumentam a atividade das metiltransferases dependentes de S- adenosil metionina, o que leva a um aumento da síntese de ADMA. Por conseguinte, o LDL-C e o Ox-LDL podem ser responsáveis pelo aumento dos níveis plasmáticos de ADMA na hipercolesterolemia (**Mudauet al., 2012**). O LDL-C ou o Ox-LDL também podem regular positivamente a síntese de caveolina-1 e, assim, inibir a atividade da eNOS (**Hamburg e Vita., 2005**)

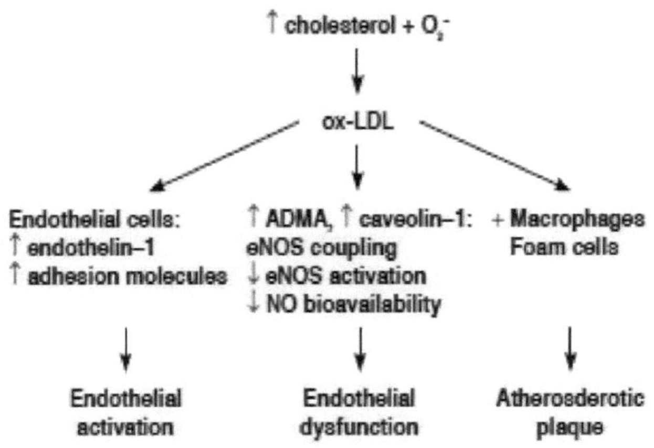

Figura 11.Efeitos fisiopatológicos e a interação entre o aumento dos níveis plasmáticos de colesterol e o2 e as respostas das células endoteliais (Mudauet al.,2012).

- **stress oxidativo**

A oxidação da glicose leva a uma maior produção intracelular de radical hidroxilo (OH˙), que tem sido associada à disfunção endotelial induzida pela diabetes, na qual induz inflamação no endotélio, altera a função endotelial e aumenta a coagulabilidade (**Shi e Vanhoutte, 2009**). Além disso, na diabetes, o endotélio não produz uma quantidade suficiente de NO e os vasos sanguíneos não conseguem relaxar em resposta a vasorelaxantes dependentes do endotélio (por exemplo, acetilcolina, bradicinina e tensão de cisalhamento) (**Avogaroet al., 2006**).

O peroxinitrito (ONOO-), que é formado pela sua ação entre o excesso de NO e o2·, pode causar danos celulares através da nitração de proteínas celulares importantes e, consequentemente, disfunção endotelial (**Kolluruet al., 2012**). Além disso, o peroxinitrito leva à depleção da tetrahidrobiopterina (BH4), o cofator da eNOS com aumento da dihidrobiopterina (BH2). Quando isto acontece, a formação do dímero ativo da eNOS com atividade oxigenase e a produção de NO são reduzidas (desacoplamento da eNOS). O stress oxidativo leva ao desacoplamento da eNOS, um processo em que a eNOS é convertida de enzima produtora de NO para uma enzima que gera O_2 ', com o consequente exagero do excesso de oxidantes e efeito deletério na função endotelial e vascular (**Blanquicettet al., 2010**) (fig.12).

Para além disso, a hiperglicemia prejudicou o sistema de defesa antioxidante. Os mecanismos de defesa antioxidante envolvem estratégias enzimáticas e não enzimáticas. Os antioxidantes comuns incluem as vitaminas A, C e E, a glutationa e as enzimas superóxido dismutase, catalase, glutationa peroxidase e paraoxonase (**Shi et al., 2007**).

A família de enzimas paraoxonase (PON) actua como defesa antioxidante vascular e protege contra a doença vascular (**Senaet al., 2013**).As paraoxonases são uma família de três enzimas denominadas PON1, PON2 e PON3. Têm papéis multifuncionais em várias vias bioquímicas, como a proteção contra danos oxidativos e peroxidação lipídica, a contribuição para a imunidade inata, a desintoxicação de moléculas reactivas e a regulação da proliferação/apoptose celular (**Martinelliet al., 2013**).

A PON1 é expressa em muitos tipos de células. Foi demonstrado que a enzima reduz as ERO nas células endoteliais humanas e nas células musculares lisas vasculares, além de aumentar o HDL-C e diminuir a peroxidação lipídica do LDL (**Senaet al., 2013**).

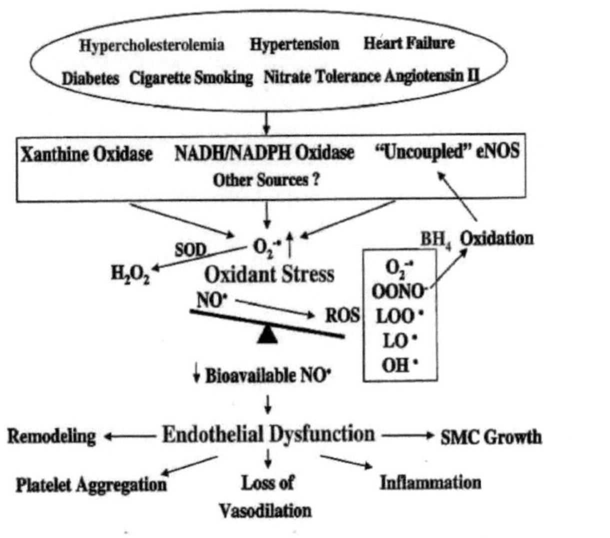

Figura 12: Mecanismos da disfunção endotelial induzida pelo stress oxidante (Cai e Harrison, 2000).

- Mecanismos subjacentes à disfunção endotelial na menopausa:

A menopausa é definida como a cessação permanente da menstruação resultante da perda da atividade ovário-folicular (**Bhavsaret al., 2016**). A perda da atividade ovárica resulta numa alteração do meio hormonal, com uma diminuição dos níveis de estrogénios que afecta muitos tecidos do corpo e produz uma variedade de sinais e sintomas (**Al-Azzawi e Palacios., 2009**).

A hormona sexual estrogénio (E2) é uma hormona esteroide produzida nas gónadas a partir do colesterol e da conversão dos precursores androgénicos nas células periféricas (nomeadamente adiposas), em particular nas mulheres pós-menopáusicas (**Gray et al., 2001**), e exerce os seus efeitos modificando a expressão genética (**Nevzatiet al., 2015**).

Os seus efeitos são mediados por receptores de estrogénio. Foram identificados dois receptores de estrogénio (ER) ERa e ERβ e ambos os receptores são expressos e funcionais nos tecidos cardiovasculares, apoiando um papel direto do estrogénio na fisiologia cardiovascular (**Paterniet al., 2014**).

O ER nas células vasculares pode alterar a expressão de vários genes alvo, incluindo os que codificam proteínas que modulam a depuração dos lípidos, o tónus vascular, a contratilidade cardíaca e a proliferação celular, o que medeia os efeitos diretos dos estrogénios nos tecidos vasculares (**Mendelsohn, 2000**).

Os estrogénios podem reduzir os níveis de colesterol LDL aumentando a depuração das partículas de LDL do plasma, uma vez que os estrogénios aumentam o número de receptores hepáticos de LDL em animais (**Mayesand Watson., 2004**). Além disso, os estrogénios diminuem a atividade da lipase de triglicéridos hepática (HTGL) que degrada o triacilglicerol nas partículas de HDL. Assim, o estrogénio pode diminuir a depuração do HDL através da regulação negativa do HTGL (**El Habachiet al., 2014**).

O estrogénio modula a função endotelial vascular, em parte através do aumento da ativação da eNOS, aumentando a libertação de NO e promovendo a vasodilatação (**Gavin et al., 2009**). Desencadeia a libertação de NO através de ERa (**Kim et al., 2008a**).

Os estrogénios ligam-se ao ERa e promovem a ativação de várias cascatas de cinase, todas elas com uma ação comum, nomeadamente a vasodilatação (**Simoncini e Genazzani.,2003**).

Os estrogénios neutralizam significativamente o Ox-LDL e reduzem a concentração de ADMA no meio das células endoteliais em cultura, o que foi acompanhado pelo aumento da atividade da DDAH (**Holdenet al.,2003**).

A deficiência de estrogénios aumenta o risco cardiovascular, em resultado da ativação do sistema renina-angiotensina e da produção excessiva de ROS, que extinguem o NO (**Yung et al., 2011**). Além disso, a diminuição dos receptores de estrogénio relacionada com a menopausa está correlacionada com uma menor expressão e ativação da eNOS (**Gavin et al., 2009**), uma vez que a atividade da eNOS é regulada de forma notável pelos estrogénios através da modulação da eNOS/caveolina-1 (**Loyeret al., 2007**).

A menopausa também está associada ao aumento do colesterol sérico total, LDL-C, bem como a uma diminuição do HDL-C (**El Habachiet al., 2014**).

A ovariectomia resulta no aumento da expressão de AngII que provoca vasoconstrição, proliferação de células musculares lisas vasculares, geração de ROS e apoptose de células endoteliais (**Ginnanet al., 2008**).

Cogumelos ostra

A nutrição é um fator modificador importante no desenvolvimento e manutenção do endotélio, no tratamento e na prevenção da disfunção endotelial.

Os cogumelos são alimentos valiosos para a saúde, uma vez que são baixos em calorias, gorduras e ácidos gordos essenciais e ricos em proteínas vegetais, vitaminas e minerais (**Reis et al., 2012**). Os cogumelos são o único alimento de origem não animal que contém vitamina D e, por conseguinte, são a única fonte natural de vitamina D para os vegetarianos (**Jayakumaret al., 2011**).

Foram atribuídas aos cogumelos muitas propriedades medicinais, incluindo a inibição da agregação plaquetária, a redução das concentrações de colesterol no sangue, a prevenção de doenças cardíacas, a redução dos níveis de glicose no sangue e de infecções causadas por agentes patogénicos bacterianos, virais, fúngicos e parasitários (**Al-Dbasset al., 2012**).

Pleurotus ostreatus refere-se ao cogumelo-ostra, amplamente cultivado em zonas tropicais e subtropicais e facilmente cultivado artificialmente. O género Pleurotus pertence à família das pleurotáceas, que tem elevados valores nutricionais e importância medicinal (**Kues e Liu., 2000**).

Os cogumelos ostra são ricos em proteínas, fibras, hidratos de carbono, vitaminas, aminoácidos e minerais, bem como baixo teor de gordura, além de estarem significativamente envolvidos nos processos de desintoxicação humana (**Alamet al., 2011**). É rica em Lovastatina, um medicamento para baixar o colesterol derivado de espécies de Pleurotus e os seus análogos são considerados os melhores agentes terapêuticos para corrigir a hipercolesterolemia. Contém quantidades significativas de ácido gálico antioxidante, flavonóides, ácido clorogénico, licopeno e β-caroteno (**Reis et al., 2011**).

- Macronutrientes dos pleurotos

As espécies de pleurotos são frequentemente utilizadas pelo seu valor nutricional e propriedades medicinais, devido à presença de compostos biologicamente activos (Tabela 1) com atividade terapêutica isolados do micélio que contém componentes anticarcinogénicos (**Papaspyridiet al.,2012**).

Quadro 1: Macronutrientes de P. ostreatus (Khan, 2010)

Nutrientes	Conteúdo (g/100g deseco cogumelo)
Proteínas	17-42
Hidratos de carbono	37-48
Lípidos	0.5-5
Fibras	24-31
Minerais	4-10
Humidade	85-87%

-   Proteínas

Os cogumelos ostra têm uma qualidade superior de proteínas, onde contêm proteínas completas com a boa distribuição de aminoácidos essenciais e aminoácidos não essenciais, particularmente o ácido γ-amino-butírico (GABA), que actua como neurotransmissor e ornitina, que é um precursor na síntese de arginina (Tabela 2) (**Deepalakshmi e Sankaran., 2014**).

Quadro 2: Composição em aminoácidos de P. ostreatus (Wang et al., 2001)

Aminoácidos	Conteúdo (g/100g deseco cogumelos)
Ácido aspártico	31.4
Treonina*	17.1

Serina	18.1
Ácido glutâmico	53.3
Glicina	17.1
Alanina	28.6
Valina*	21.0
Cisteína	3.8
Metionina*	3.8
Isoleucina*	16.2
Leucina	25.7
Tirosina	13.3
Fenilalanina*	15.2
Lisina*	22.9
Histadina	12.4
Arginina	27.6
Triptofano*	4.8
Prolina	15.2
Aminoácidos essenciais totais	126.7
Aminoácidos totais	347.5

- **Lípidos**

Os cogumelos Pleurotus têm um baixo teor de gordura, mas contêm alguns ácidos gordos essenciais. No entanto, os cogumelos não são considerados como uma fonte significativa de ácidos gordos essenciais para satisfazer as necessidades do corpo humano. O ácido oleico é um ácido gordo monoinsaturado (363µg/g de cogumelo seco) e o ácido n-6 linoleico é um ácido gordo polinsaturado (533 µg/g de cogumelo seco) e o ácido gordo n-3 polinsaturado linolénico (11,6 µg/g de cogumelo seco) foram encontrados em P. ostreatus (**Hossainet al., 2007**).

Além disso, contêm o agente hipocolesterolémico mevnolina (monacolina K e lovastatina), que pode estar envolvido na diminuição da atividade da enzima 3-hidroxi-3-metilglutaril coenzima A (HMG-CoA) redutase, a enzima limitadora da taxa de biossíntese do colesterol (**Alamet al., 2009**).

Quando a Lovastatina inibe a enzima HMG-CoA redutase, aumenta a atividade fibrinolítica através da regulação ascendente do t-PA e da regulação descendente do PA-1, reduzindo a ativação da Rho A (uma pequena proteína GTPase da família Rho) (fig.13) (**Suzuki e Imai., 2010**).

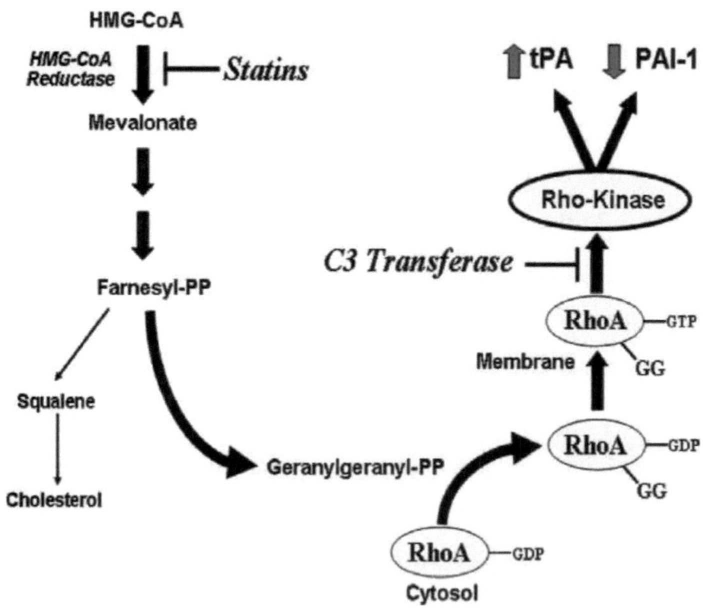

Figura 13: Efeito da inibição da HMG-COA redutase pela estatina (Budzynet al., 2006).

- Hidratos de carbono e fibras

Os cogumelos ostra são considerados uma boa fonte de fibras alimentares, como os polissacáridos, representados pelo glicogénio e por formas indigestas, como as fibras alimentares

fibras, celulose, quitina, α e β-glucano e outras hemiceluloses como mananos, xilanos e galactanos (**Hossainet al., 2007**).

Os cogumelos ostra contêm um β-glucano específico que funciona como um polissacárido antitumoral. Também tem uma boa propriedade antioxidante através da eliminação de radicais livres e da ativação da NO sintase (**Mitraet al.,2013**).

Contém substâncias formadoras de gel solúveis em água, incluindo β-1,3-D-glucano e pectina, que se ligam aos ácidos biliares, inibindo assim a formação de micelas biliares de colesterol e a reabsorção do colesterol (**Alamet al., 2009**).

- Vitaminas e ácido fenólico

Os corpos de fruto dos cogumelos são ricos em vitaminas, principalmente vitamina B1, vitamina B2, vitamina D2 e vitamina C, que actuam como antioxidantes (**Manziet al., 2004**). As vitaminas do grupo B são abundantes, nomeadamente a tiamina, a riboflavina, a piridoxina, o ácido pantoténico, o ácido nicotínico, a nicotinamida, o ácido fólico e a cobalamina, bem como outras vitaminas como o ergosterol, a biotina e os tocoferóis (**Mattialaet al., 2001**).

É rico em vitamina E, o principal antioxidante lipossolúvel, que tem a capacidade de eliminar os radicais peroxilo dos lípidos, inibindo assim a peroxidação lipídica do colesterol LDL e das membranas celulares da parede vascular (**Traber e Stevens., 2011**).

A vitamina C, um exógeno, é um antioxidante solúvel em água que funciona como a principal defesa contra os radicais livres no plasma (**Das et al.,2014**). Desempenha também um papel na função da eNOS através da reciclagem do cofator da eNOS, BH4, que é relevante para a elasticidade arterial e a regulação da pressão arterial (**Traber e Stevens., 2011**).

Os pleurotos continham vários tipos de compostos fenólicos, como o ácido vanílico, o ácido gentísico, o ácido gálico, o ácido protocatecuico, o ácido cafeico, o ácido tânico, o ácido siríngico, o ácido cinâmico, o ácido p-cumárico (**Puttarajuet al., 2006; Kim et al., 2008b**), a miricetina, a naringina, o ácido homogentísico, o ácido 5-O-cafeoilquínico (**Kim et al, 2008b**), crisinandrutina (**Jayakumaret al., 2009**), que são os antioxidantes naturais importantes, reduzindo a intensidade da peroxidação lipídica e melhorando as actividades dos antioxidantes enzimáticos e não enzimáticos (**Jayakumaret al., 2011**).

Componentes minerais

Os cogumelos Pleurotus são caracterizados por um elevado nível de constituintes minerais. O pileiof P.ostreatus tem um teor mais elevado de cobre, ferro, potássio, magnésio, fósforo e zinco, bem como um teor elevado de sódio (**Deepalakshmi e Sankaran., 2014**).

Contém cobalto, que é necessário para a síntese da vitamina B12 (**Bhattacharjyaet al., 2015**), bem como um elevado teor de potássio, que induz a diminuição da pressão arterial elevada e reduz o risco de acidente vascular cerebral. O rácio sódio/potássio (Na:K) é adequado para pessoas com hipertensão, diabetes e obesidade (**Mohamed e Farghaly., 2014**). Também contém Zn, que tem propriedades antioxidantes na desintoxicação de ROS, como OIO O_2 'e peróxido de hidrogénio (H_2O_2) (**Prasad et al., 2004**).

Mecanismos de efeito antiaterogénico dos cogumelos ostra:

Os cogumelos ostra confirmam os seus efeitos potenciais no grupo ovarectomizado - diabético tratado que recebeu oralmente 100 mg/kg e 200 mg/kg de peso corporal de cogumelos através de um nível significativamente baixo de glucose plasmática e um nível significativamente elevado de insulina sérica em comparação com o grupo Ovx - diabético. Estes resultados foram observados por **Jayasuriyaet al.,(2015)** que relataram que os cogumelos ostra têm efeitos hipoglicémicos significativos em ratos diabéticos.

Isto pode ser explicado pelo efeito dos cogumelos ostra na Glucokinase, uma enzima hepática chave no metabolismo da glicose que causa um aumento na utilização da glicose no sangue e promove o armazenamento de glicogénio no fígado (**Mahmoodiet al., 2013**).

Além disso, (**Eldar-Finkelmanet al., 2010**) relataram que os cogumelos ostra são ricos em β-glicano que reduz a atividade da glicogénio sintase quinase. A glicogénio sintase quinase é responsável pela fosforilação da glicogénio sintase e reduz a sua atividade, o que diminui a síntese de glicogénio e aumenta o nível de glicose no sangue. Aumenta a fosforilação do substrato do recetor de insulina, o que contribui para a formação de resistência à insulina (**Beurelet al., 2015**).

As alterações hormonais que acompanham a menopausa, nomeadamente a diminuição dos níveis da hormona estrogénio, têm um grande impacto fisiológico que está associado à disfunção endotelial.

Sabe-se que o estrogénio (E2) previne ou reduz a gravidade da disfunção endotelial, aumentando a síntese de NO através do aumento da síntese e/ou atividade da NOS e reduzindo o aumento da produção de ADMA induzido pelo Ox-LDL (**Monsalveet al., 2007**), actuando também no sistema cardiovascular através da modulação dos factores de risco cardiovascular, bem como no perfil lipídico (redução do colesterol total e do colesterol LDL e aumento do colesterol HDL) (**Maturanaet al., 2007**)

Xu-dong et al., (2012) relataram que os níveis de estrogénio endógeno diminuem agudamente após a remoção do ovário, o principal órgão secretor de estrogénio.

El-bana et al 2017 demonstraram que o nível médio de concentração de estrogénio foi significativamente aumentado em ratas ovarectomizadas - diabéticas que receberam Cogumelo Ostra em comparação com o grupo ovarectomizado - diabético. Estes resultados foram encontrados por **Tan et al., (2004)** que relataram que os fitoestrogénios mostraram um aumento significativo nos níveis de E2 em ratas puberais.

Os fitoestrogénios (ácido cafeico, ácidos p-cumárico e ácido ferúlico) são grupos de substâncias derivadas que são estruturalmente ou funcionalmente semelhantes ao estrogénio. Podem ligar-se aos receptores de estrogénio e manifestar funções semelhantes às dos estrogénios (**Suman e Saffron, 2008**). Além disso, existe a possibilidade de alguns ácidos fenólicos exercerem uma atividade selectiva semelhante à dos moduladores dos receptores de estrogénio (**Zychet al., 2009**). Os ácidos fenólicos podem comportar-se como fitoestrogénios através da ativação de uma rápida sinalização ER (**Xiao et al., 2014**) e exercer actividades estrogénicas (**Jung et al., 2010**), pelo que aumentam os níveis de estrogénio em ratos ovariectomizados e podem afetar uma via metabólica que regula a libertação de estrogénio a partir de fontes extra-ováricas. O cogumelo ostra é uma boa fonte de compostos fenólicos como a naringina, o vanílico e a rutina, que actuam como fitoestrogénios.

A naringina é um fitoestrogénio que pode aumentar o teor de E2 e substituir os estrogénios endógenos para gerar atividade estrogénica a baixa concentração ou na ausência de

estrogénio endógeno (**Guoa et al., 2011**), enquanto o ácido vanílico exerce efeitos potentes semelhantes aos do estrogénio (**Xiao et al., 2014**).

A rutina melhorou a concentração plasmática de E2 em ratos ovariectomizados, tendo uma estrutura semelhante de anéis duplos de benzeno planares ao estrogénio endógeno. Esta estrutura pode combinar-se com o local do ER ocupado pelo E2 e, assim, desempenhar um papel semelhante ao do estrogénio (**Xu-dong et al., 2012**).

Foi demonstrado que a deficiência de insulina na diabetes mellitus conduz a uma variedade de desarranjos nos processos metabólicos e reguladores (**Shepherd, 2005**). **Aroraet al., (2007)& Otamere et al., (2011)** relataram que o distúrbio lipídico mais comum associado à diabetes é o aumento do nível de colesterol, lipoproteínas ricas em triglicéridos, baixos níveis de HDL-C e a presença de pequenas partículas aterogénicas LDL densas.

A deficiência de insulina está associada ao aumento dos níveis de colesterol devido à maior mobilização de lípidos do tecido adiposo para o plasma (**Shepherd, 2005**). Por outro lado, a hipertrigliceridemia resulta da acumulação de partículas de VLDL, quer por excesso de produção, quer por diminuição do catabolismo ou ambos, devido à falta de insulina, que normalmente ativa a lipase lipoproteica que catalisa a hidrólise do componente TAG dos quilomícrons circulantes e das partículas de VLDL (**Pandhareet al., 2012**).

O LDL-C foi considerado o mais perigoso dos lípidos plasmáticos e a oxidação do LDL-C leva ao aumento da sua penetração nas paredes arteriais (**Arcariet al., 2011**). Quando há excesso de LDL-C no sangue, este acumula-se no espaço subendotelial extracelular das artérias e é altamente aterogénico e tóxico para as células vasculares, conduzindo assim à aterosclerose (**Schneider et al., 2011**). O defeito na secreção de insulina, associado a um nível diminuído do recetor de LDL, provoca o aumento das partículas de LDL (**Arcariet al., 2011**).

A diminuição do nível de colesterol HDL na diabetes pode dever-se à diminuição da produção de colesterol HDL pelo intestino e pelo fígado e/ou à glicação não enzimática do colesterol HDL ou da sua apolipoproteína A-I, o que resulta numa diminuição da atividade da lecitina: colesterol aciltransferase (LCAT), que catalisa a maturação das partículas HDL esterificando as moléculas de colesterol livre (**Kunnen e Van Eck., 2012**).

A menopausa está associada a um aumento do colesterol sérico total, do colesterol LDL, bem como a uma diminuição do colesterol HDL devido à deficiência de estrogénio (**El Habachiet al., 2014**).

Os estrogénios podem baixar os níveis de colesterol LDL aumentando a depuração das partículas de LDL do plasma, uma vez que os estrogénios aumentam o número de receptores hepáticos de LDL nos animais (**Mayes e Watson, 2004**)

O estrogénio aumenta a expressão hepática dos genes da apolipoproteína e a formação de apolipoproteínas, especialmente a apoproteína A-1 (a principal apoproteína associada ao HDL-C). Além disso, foi relatado que o estrogénio diminui a atividade da lipase triglicerídica hepática (HTGL) que degrada o triacilglicerol nas partículas de HDL (**El Habachiet al., 2014**).

El-Bana et al., 2107 relataram que o nível médio de colesterol, TAG, LDL-C foi significativamente reduzido e o HDL-C foi significativamente elevado em ratos ovarectomizados - diabéticos que receberam cogumelo ostra, em comparação com ratos ovarectomizados - diabéticos. (**2009**) referiram que o consumo de cogumelos está associado a melhorias do perfil lipídico.

O cogumelo Ostreatus contém lovastatina (monacolina K &mevnolina), o agente hipocolesterolémico, que pode estar envolvido na diminuição da atividade da enzima HMG-CoA redutase, a enzima limitadora da taxa de biossíntese do colesterol. Além disso, o cogumelo contém pectina e β-1, 3-D-glucano, que são substâncias gelatinosas solúveis em água que se ligam aos ácidos biliares e impedem a reabsorção do colesterol e a formação de micelas colesterol-biliares.

A PON1 é uma enzima hidrolase localizada no HDL-C e tem sido postulada como tendo um efeito protetor na oxidação do LDL (**Turk et al., 2008**), hidrolisando os ésteres de colesterilo oxidados e os fosfolípidos nas lipoproteínas oxidadas, inibindo assim a ligação dos produtos da peroxidação lipídica ao LDL-C (**Nollet al., 2009**).

A concentração de PON1 foi significativamente reduzida em ratos diabéticos Ovx em comparação com o grupo de controlo e verificou-se que tinha uma correlação negativa significativa com o FBS em doentes com diabetes tipo 2, tal como relatado por (**Parsaeyanet al., 2012**). Estes resultados estão de acordo com **Kiyiciet al. (2010)** e com vários estudos independentes que demonstraram que os distúrbios lipídicos na diabetes estão associados a uma menor atividade sérica da PON1 e que a sua concentração está diminuída em ratos diabéticos induzidos por estreptozotocina.

A ligação da PON1 ao HDL é importante para a manutenção da atividade da PON1, sendo que os componentes lipídicos e proteicos do HDL apoiam a interação da PON1 (**Huang et al., 2013**). A diminuição da atividade da PON1 pode ser uma consequência de uma síntese e/ou secreção alterada de HDL-C.

Além disso, a redução da atividade antioxidante da PON1 pode dever-se a uma alteração da natureza e do número de grupos tiol livres na sua molécula (**Abdel-Wahhabet al., 2012**). A desativação da PON1 pode resultar da interação de fosfolípidos oxidados associados à LDL, ésteres de colesterol oxidados ou lisofosfatidilcolina com o grupo sulfidrilo livre da PON1 na Cys 284 (**Nezamiet al., 2011**).

El-Bana et al., 2017 relataram que o nível médio de concentração de PON1 em ratos Ovx - diabéticos que receberam cogumelo ostra foi significativamente aumentado em comparação com ratos Ovx - diabéticos. Estes resultados foram observados por **Nollet al., (2009)** que relataram que o aumento da atividade da PON1 pode ser um dos mecanismos pelos quais os polifenóis actuam como agentes antioxidantes.

O cogumelo-ostra é rico em ácidos fenólicos que consistem em derivados hidroxilados do ácido benzoico (ácido gálico, ácido protocatecuico, ácido p-hidroxibenzóico e ácido vanílico) e do ácido cinâmico (ácido cafeico, ácido p-cumárico e ácido ferúlico) que possuem efeitos antioxidantes (**Al-Farsi e Lee, 2008**). Estes compostos antioxidantes podem ser responsáveis pelo aumento da atividade da paraoxonase através da interação direta com a enzima ou da estabilização da paraoxonase no HDL-C e/ou da sua expressão.

O ácido ferúlico aumenta a atividade da PON1 hepática associada a uma redução significativa do nível de peróxido lipídico hepático. Actua como um eliminador de radicais peroxilo, o que explica o seu potente potencial antioxidante e aumenta a resistência do LDL-C à oxidação (**Kwonet al.,2010**), enquanto a naringina aumenta a atividade antioxidante da PON1 reduzindo o stress oxidativo em ratinhos deficientes em apolipoproteína E (**Fuhrman e Aviram.,2002**).

Além disso, a vitamina C, a vitamina E e o ácido fólico, enquanto antioxidantes, protegem a PON1 dos danos oxidativos desencadeados por iniciadores de radicais peroxilo lipofílicos (**Calla e Lynch, 2006**) e aumentam a sua concentração sérica (**Gursuet al., 2004 e Saxena e Jaiswal, 2010**).

O selénio, um antioxidante e um oligoelemento, pode prevenir os danos induzidos por ROS e espécies de azoto reactivas (**Tinggi, 2008**).

A vitamina E e o selénio não só exercem os seus efeitos benéficos na atividade sérica da PON1 através das suas acções anti-hiperglicémicas e antioxidantes, como também a atividade preservada da PON1 resulta do efeito protetor dos antioxidantes contra a modificação do HDL-C no stress oxidativo. A proteção do HDL-C contra a modificação oxidativa pela vitamina E e pelo selénio pode impedir a alteração indesejável da conformação da PON1 associada ao HDLC (**Ghaffariet al., 2011**).

O NO derivado do endotélio inibe vários componentes do processo aterogénico, incluindo a adesão de monócitos à superfície endotelial, a agregação plaquetária, a proliferação de células musculares lisas vasculares e a vasoconstrição. Além disso, o NO pode prevenir a modificação oxidativa do LDL-C, que é um dos principais contribuintes para a aterosclerose, particularmente na sua forma oxidada (**Gradinaruet al., 2015**).

El-Bana et al.2017 mostraram que houve uma correlação positiva significativa entre E2 e NO está de acordo com (**Aksoyet al., 2000**), enquanto houve uma correlação negativa entre os níveis de ADMA e NO. Além disso, o NO foi negativamente correlacionado com a glicose sérica no diabetes mellitus tipo 2 (**Mahfouz et al., 2009**)

Tessariet al., (2010) referiram que a diabetes mellitus está associada a uma diminuição da produção de óxido nítrico pelas células endoteliais, uma vez que o nível elevado de glucose exacerba a atividade da aldose redutase, levando à depleção do NADPH necessário para a produção de óxido nítrico a partir da L-arginina pela NOS. Também se verifica um aumento da produção de radicais livres derivados do oxigénio, como o $O_2{}'$ que, combinado com o NO, produz peroxinitrito, que tem sido associado a uma função vasomotora endotelial deficiente (**Grassiet al., 2008**).

A privação prolongada de estrogénios resulta numa redução acentuada da expressão de ERa, o que leva a um comprometimento funcional da rede de sinalização ERa/eNOS e a uma menor expressão e ativação da eNOS (**Pinna et al., 2008 e Gavin et al., 2009**).

El-Bana et al.2017 mostraram que o nível médio de óxido nítrico foi significativamente elevado em ratos Ovx - diabéticos que receberam cogumelos ostra em comparação com o grupo ovx - diabético. Estes resultados estavam de acordo com **Mitraet al., (2013)** que relataram que o polissacárido bruto deP. Ostreatusé um potente ativador da NOS.

Quando a Lovastatina inibe a enzima HMG-COA redutase, aumenta a biodisponibilidade de NO e a regulação positiva da eNOS, principalmente através da inibição da prenilação da proteína Rho na via do mevalonato (**Ishida et al.,2012**). A via RhoA/Rho-kinase regula negativamente a expressão do gene da NOS através da inibição da estabilidade do ARNm da eNOS. Além disso, a Rho A constitutivamente ativa atenua a fosforilação da Akt na Ser473, inactivando-a, o que resulta na desfosforilação da eNOS na Ser1177 e a via RhoA/Rho-kinase pode fosforilar a NOS na Thr495, resultando na inativação da eNOS (**Sugimoto et al.,2007).**).Assim como a lovastatina diminui a produção de O_2 'através da regulação negativa da produção de radicais livres induzida pela Ang-II pela atividade da NAD(P)H oxidase mediada (**Antoniadeset al.,2012**).

Na população diabética, o ADMA (um inibidor endógeno da NOS) apresenta uma elevação crónica (**Lajeret al., 2008**). O ADMA reduz a produção de NO e, consequentemente, pode levar à disfunção endotelial e a eventos cardiovasculares (**Sibalet al., 2010**).

O ADMA tem uma relação linear positiva significativa com o nível de FBG em pacientes com DM tipo 2, o que está de acordo com (**Tariq e Khan., 2015**) e é compatível com uma correlação positiva significativa encontrada em nossos resultados entre FBS e ADMA.

Yamagishiet al.,(2007) referiram que a elevação da ADMA em doentes diabéticos pode dever-se à diminuição da ação da DDAH resultante dos AGEs, do stress oxidativo e do aumento das Ox-LDL (**Nakhjavaniet al., 2010**). O Ox-LDL aumenta a atividade das metiltransferases dependentes de S- adenosil metionina, o que leva ao aumento da síntese de ADMA (**Mudauet al.,2012**). Enquanto **Westphalet al., (2006)** relataram que a niacina demonstrou diminuir o ADMA plasmático.

Foi demonstrado que os cogumelos ostra ricos em niacina diminuem o ADMA plasmático através da redução da síntese de metil argininas porque o metabolismo da niacina requer grandes quantidades de grupos metilo. Consequentemente, um dador de metilo, a SAM, poderia ser esgotado e tornar-se indisponível para a metilação das proteínas. Esta hipótese é coerente com a diminuição simultânea da ADMA observada nesse estudo (**Westphalet al., 2006**).

A atividade do t-PA pode ser um marcador independente e precoce de doença arterial assintomática dos membros inferiores emT2D (**Sahliet al.,2009**).

Umpaichitraet al.(2005) referiram que, em adultos com diabetes, se registou uma diminuição das actividades plasmáticas de t-PA e uma diminuição da capacidade das células endoteliais para segregar t-PA em resposta a um estímulo fibrinolítico.

A resistência à insulina aumenta o PAI-1 (**Paneniet al., 2013**). O PAI-1 liga-se rapidamente ao t-PA e forma um complexo inativo t-PA-PAI-1 e tem uma atividade inibitória contra o t-PA (**Brogrenet al., 2011**).

Lalountaset al.,(2010) referiram que a lovastatina aumenta o ativador do plasminogénio de tipo tecidular (t-PA) e diminui a produção do inibidor do ativador do plasminogénio-1 (PAI-1) no modelo experimental de adesão peritoneal criado em ratos.

Os efeitos da Lovastatina na via fibrinolítica são principalmente mediados pela inibição da via Rho (**Aarons et al., 2007**). A via Rho desempenha um papel fundamental, pois sofre uma modificação pós-traducional, denominada isoprenilação, que permite a ligação das proteínas G às membranas celulares internas através de uma âncora lipídica (**Endres e Laufs.,2004**).A lovastatina pode inativar rapidamente a RhoA, impedindo esta interação com a membrana, o que leva a um aumento da expressão e da atividade do t-PA (**Aarons et al., 2007**).

Referências

Aarons CB, Cohen PA, Gower A, Reed KL, Leeman SE, Stucchi AF e Becker JM (2007): Statins (HMG-CoA Reductase Inhibitors) decreasepostoperative adhesions by increasingperitoneal fibrinolytic activity.*Annals of Surgery*; 245(2):176-184.

Abdel-Sater KA (2015): "Fisiopatologia do endotélio".*EC Cardiology;* 1.1: 17-26.

Abdel-Wahhab KG, Khadrawy AK eMannaa FA (2012): Extrato de alho envelhecido - aumenta a atividade da paraoxonase 1 e suprime o stress oxidativo em ratos intoxicados com CCl. *Comunicata Scientiae*; 3(1): 55-63.

Achneck HE, Sileshi B, ParikhA, Milano CA, Welsby IJ e Lawson JH(2010): Pathophysiology of bleeding and clotting in the cardiac surgery patient from vascular endothelium to circulatory assist device surface. *Circulação*; 122: 2068-2077.

Ait-Oufella H, Maury E, Lehoux S, Guidet B andOffenstad G (2010):O endotélio: Physiological functionsand role in microcirculatory failureduringuring severe sepsis.*Intensive Care Med;36:*1286-1298.

Aksoy H, Aksoy Y, Akçay F e Kurtul N (2000): Estradiol e óxido nítrico em homens com mais de 50 anos de idade. *IntUrolNephrol.* ; 32(1):81-83.

Alam N, Amin R, Khan A, Ara I, Shim MJ, Lee MW, Lee UY e Lee TS (2009): Efeitos comparativos dos cogumelos ostra no perfil lipídico, função hepática e renal em ratos hipercolesterólémicos. *Mycobiology*; 37(1): 37-42.

Alam N, Yoon KN, Lee KR, Shin PG, Cheong JC, Yoo YB, Shim MJ, Lee MW, Lee UY e Lee TS (2010): Actividades antioxidantes e efeitos inibitórios da tirosinase de diferentes extractos de corpos de frutificação de *Pleurotusostreatus*. *Mycobiology*;38: 295-301.

Alam N, Yoon KN, Lee TS e Lee UY (2011): "Actividades hipolipidémicas de *Pleurotusostreatusin* dietético *em* ratos hipercolesterolémicos," *Mycobiology; 39:* 4551.

Al-AzzawiF e Palacios S(2009): Alterações hormonais durante a menopausa.*Maturitas*; 63:135-137.

Al-DbassAM, Al- Daihan SK e Bhat RS (2012): AgaricusblazeiMurill como um agente hepatoprotector e antioxidante eficaz contra a lesão hepática induzida por CCl4 em ratos.*Saudi Journal of Biological Sciences*; 19: 303-309

Al-Farsi MA e Lee CY(2008): Propriedades nutricionais e funcionais das tâmaras: uma revisão. *Crit Rev Food SciNutr*;48(10):877-87.

Alessandro D, Giovanni P, Alessandra L, Francesco A, Marco S, Antonio M eDomenico C(2012): Papel do sistema renina-angiotensina-aldosterona na patogénese da aterosclerose. *Atual Pharmaceutical Design*; 18(7): 9811004.

Amiri F, Virdis A, Neves MF, Iglarz M, Seidah NG, Touyz RM, Reudelhuber TL e Schiffrin EL (2004): A superexpressão restrita ao endotélio da endotelina-1 humana causa remodelação vascular e disfunção endotelial. *Circulation*; 10:2233-2240.

Ansar S, Koska J eReaven PD(2011): Hiperlipidemia pós-prandial, disfunção endotelial e risco cardiovascular: Focus on incretins. *Cardiovascular Diabetology*; 10:61-72.

Antoniades C, Demosthenous M, Reilly S, Margaritis M, Zhang MH, Antonopoulos A, Marinou Ket *al*(2012): O estado redox do miocárdio prediz o resultado clínico intra-hospitalar após cirurgia cardíaca: Efeitos do tratamento pré-operatório de curto prazo com estatinas. *J Am CollCardiol*; 59(1):60-70.

Anwar M, Shousha WG, El-mezayen HA, Awadallah R, El-WassefM, Nazif NM e El-bana MA (2014): Óleo de amêndoa e diosmina extraída como profilaxia para a disfunção endotelial em ratos diabéticos.*Journal of Chemical and Pharmaceutical Research*; 6(11):184-194

Arcari DP, Porto VB, Rodrigues ER V, Martins F, Lima R J D, Sawaya ACHF, RibeiroML e Carvalho PDO(2011): Efeito da suplementação com chá mate (Ilex paraguariensis) sobre biomarcadores de stress oxidativo e sabilidade de LDL oxidada em humanos normo e hiperlipidémicos. *JFunctional Foods;* 3:190-197.

Arora M, Koley S, Gupta S e Sandhu JS (2007): Um estudo sobre o perfil lipídico e a gordura corporal em pacientes com diabetes mellitus.*Anthropologist*; 9(4): 295-298.

Asl AZ, Ghasemi A andAzizi F (2008): Serum nitric oxide metabolites in subjects with metabolic syndrome. *Clin Biochem*, 41:1342-1347.

Avogaro A , Fadini GP, Gallo A, Pagnin E e de Kreutzenberg S.(2006): Disfunção endotelial na diabetes mellitus tipo 2. *NutrMetabCardiovasc Dis.*, 16 (1): S39-45.

Badimon L, Padró Tand Vilahu G (2012): Aterosclerose, plaquetas e trombose na doença cardíaca isquémica aguda.*Eur Heart J Acute Cardiovasc Care*; 1(1): 60-74.

Bakker W, Eringa EC, Sipkema P e van Hinsbergh VW (2009): Endothelial dysfunction and diabetes: roles of hyperglycemia, impaired insulin signaling and obesity. *Cell Tissue Res*;335:165-189.

Bernatova I, Kopincova J e Puzserova A(2010): O stress crónico deteriorou a produção de óxido nítrico em ratos wistar expostos a uma dose baixa de L-NAME. *Activitas Nervosa Superior Rediviva*; 52 (3):200-205.

Beurel E, Grieco SF e Jope RS (2015): Glicogênio sintase quinase-3 (GSK3): regulação, ações e doenças. *Pharmacology & Therapeutics*; 148: 114-131.

Bhattacharjya DK, Paul RK, Miah MN e Ahmed KU (2015): Estudo comparativo sobre a composição nutricional do cogumelo ostra (*PleurotusostreatusFr.*) cultivado em diferentes substratos de serragem.*Bioresearch communications*; 1(2):93- 98.

Bhavsar N, Patel N, Trivedi S, Brahmbhatt N e Dulani K (2016): Postmenopausal women: Problemas orais e gestão, uma revisão.*Med J ObstetGynecol*; 4(4): 1088.

Billington CK e Penn RB (2003): Signaling and regulation of G proteincoupledreceptors in airway smooth muscle. *Respir Res;* 4(1): 2.

Blanquicett C, Yong Kang B, Ritzenthaler JD, Jones DP e Hart CM (2010): O stress oxidativo modula o PPARγ nas células endoteliais vasculares. *Free Radical Biology & Medicine ;* 48:1618-1625.

Brevetti G, Schiano V e Chiariello M (2008): Disfunção endotelial: A key to the pathophysiology and natural history of peripheral arterial disease. *Atherosclerosis*; 197: 1-11.

Brogren H, Wallmark K, Deinum J, Karlsson L e Jern S (2011): As plaquetas retêm níveis elevados de inibidor do ativador do plasminogénio ativo 1. *PLoS One.*;6 (11):e26762

Budzyn K, Marley PD andSobey CG (2006): Targeting Rho and Rho-kinase in thetreatment of cardiovascular disease. *Trends PharmacolSci*;27:97-104.

Cai H e Harrison DG (2000): Endothelial dysfunction in cardiovascular diseases: The role of oxidant stress. *Circulation Research*; 87: 840-844.

Calla MS e Lynch SM (2006): A vitamina C preserva a atividade cardio-protetora da paraoxonase da lipoproteína de alta densidade durante o stress oxidante. *Arch BiochemBiophys*; 452:129-137.

Calles-Escandon J e Cipolla M (2001): Diabetes e disfunção endotelial: Uma perspetiva clínica. *The Endocrine Society;* 22(1): 36-52

Celik M, Iyisoy A, Celik T, Yilmaz MI, Yuksel UC e Yaman H(2012): A relação entre o rácio L-arginina/ADMA e a coronária   colateral

em pacientes com baixa taxa de filtração glomerular. *Revista de Cardiologia*; 19 (1): 29-35.

Ceriello A (2005): Postprandial Hyperglycemia and Diabetes Complications. *Diabetes*; 54:1-7.

Chen S, Li N, Deb-Chatterji M, Dong Q, Kielstein JT, Weissenborn K e Hans Worthmann H (2012): Dimetiarginina Assimétrica como Marcador e Mediador no Acidente Vascular Cerebral Isquémico. *Int. J. Mol. Sci;* 13(12): 15983-16004

Chow KB, Jones RL e Wise H (2003): Protein kinase A-dependent couplingof mouse prostacyclin receptors to Gi is cell-type dependent. *EurJPharmacol*; 474: 7-13.

Cibor D, Domagala-Rodacka R, Rodacki T, Jurczyszyn A, Mach T eOwczarek D(2016): Disfunção endotelial nas doenças inflamatórias intestinais: Patogénese, avaliação e implicações. *World J Gastroenterol;* 21; 22(3):1067-1077

Das D, Saxena R e Bhattacharya I (2014): Alteração nos níveis plasmáticos de paraoxonase e sua relação com a doença arterial coronariana. *Sch. J. App. Med. Sci.*; 2(5C):1682-1687

Deepalakshmi K *eSankaran* M (2014):*Pleurotusostreatus*: Um cogumelo ostra com propriedades nutricionais e medicinais.*J Biochem Tech*; 5(2):718-726

de Prado AP, Perez-Martinez C, Cuellas-Ramon C, Gonzalo-Orden JM, Regueiro-Purrinos M,Martinez B, Garcia-Iglesias MJet al. (2011):Time course of reendothelialization of stents in a normal coronary swine model : characterization and quantification. *Veterinary Pathology ;* 48: 1109-1117.

Dong F, Zhang X, WoldLE, Ren Q, Zhang Z e Ren J (2005): A endotelina-1 aumenta o stress oxidativo, a proliferação celular e reduz a apoptose nas células endoteliais da veia umbilical humana: papel do recetor ETB, da NADPH oxidase e da caveolina-1. *British Pharmacology*; 145: 323-333.

Edmunds LH e Colman RW (2006): Thrombin during cardiopulmonary by- pass.*The annals of thoracic surgery*; 82: 2315-2322.

Eldar-Finkelman H, Licht-Murava A, Pietrokovski S e Eisenstein M (2010): Inibidores competitivos do substrato GSK-3 - estratégia e implicações. *BiochimBiophysActa*; 1804: 598-603.

Elnakish MT, Hassanain HH, Janssen PM, Angelos MG e Khan M (2013): Papel emergente do stress oxidativo na síndrome metabólica e doenças cardiovasculares: papel importante da Rac/NADPH oxidase. *Patologia*;231 (3): 290-300.

El Habachi NM, Makla d HM, Sharara GM, Allam EA eFawzy EM (2014): Um estudo comparativo entre o efeito da combinação de 17-bestradiol e antioxidantes em algumas alterações da menopausa em ratos ooforectomizados.*Middle East Fertility Society Journal*; 19: 303-313

Endres M e Laufs U (2004): Effects of statins on endothelium andsignaling mechanisms. *Acidente vascular cerebral*; 35:2708-2711

Eren E, Ellidag HY, Aydin O e Yilmaz N (2014): Homocisteína, paraoxonase-1 e disfunção endotelial vascular: Omnibus viisRomamPervenitur. *J ClinDiagn Res; 8(9):* CE01-CE04.

Félétou M (2011): O endotélio, parte 1: múltiplas funções das células endoteliais - foco nos mediadores vasoactivos derivados do endotélio. Série de colóquios sobre fisiologia de sistemas integrados: da molécula à função. 3(4):1- 306.

Fernandez ML e Murillo AG (2016): As mulheres na pós-menopausa têm maior HDL e menor incidência de HDL baixo do que as mulheres na pré-menopausa com síndrome metabólica. *Cuidados de saúde*, 4(20)

Ferri C, Grassi D e Grassi G (2006): Cocoa beans, endothelial function and aging: an unexpected friendship?.*Hypertens,* 24:1471-1474.

Fetalvero KM, Martin KA andHwa J (2007): Cardioprotective prostacyclin signaling in vascular smooth muscle. *Prostaglandins &Other Lipid Mediators*; 82: 109-118.

Fuhrman B e Aviram M (2002): Preservação da atividade da paraoxonase pelos flavonóides do vinho: Possible role of LDL from lipid peroxidation. *Ann. New York Acad. Sci.*; 957:321-324.

Fujita H, Kang M, Eren M, Gleaves LA, Vaughan DE e Kume T (2006): Foxc2 é um mediador comum da sinalização da insulina e do fator de crescimento transformador beta para regular a expressão do gene do inibidor do ativador do plasminogénio tipo I. *Circ Res.*;98(5):626-634.

Funk SD, Yurdagul A, Albert P, Traylor JG, Jin L, Chen J e Orr AW (2012): A ativação de EphA2 promove a resposta inflamatória das células endoteliais: um papel potencial na aterosclerose. *Arteriosclerthrombvasc biol.*; 32:686-695.

Gavin KM, Seals DR, Silver AE e Moreau KL (2009): Vascular endothelial estrogen recetor alpha is modulated by estrogen status and related to endothelial function and endothelial nitric oxide synthase in healthy women. *J ClinEndocrinolMetab*; 94(9):3513-3520.

Geraldes P e King GL(2010): Ativação das isoformas da proteína quinase c e o seu impacto nas complicações diabéticas. *Circ Res.*; 106:1319-1331.

Ghaffari T, Nouri M, Irannejad E e Rashidi MR (2011): Efeito do suplemento de vitamina e e selénio na atividade da paraoxonase-1, lipoproteína de baixa densidade oxidada e defesa antioxidante em ratos diabéticos.*BioImpacts*; 1(2): 121-128

Ghaly IS, Ahmed ES, Booles HF, Farag IM e Nada SA (2011): Avaliação da ação anti-hiperglicémica do cogumelo ostra (*pleurotusostreatus*) e do seu efeito sobre os danos no ADN, aberrações cromossómicas e anomalias do esperma em ratos diabéticos induzidos por estreptozotocina. *Global Veterinaria*; 7 (6): 532-544.

GiaccoFe Brownlee M (2010): Oxidative stress and diabetic complications. *Circ Res*; 107(9): 1058-1070.

Ginnan R, Guikema BJ, Halligan KE, Singer HA e Jourd'heuil D (2008): Regulação do músculo liso por óxido nítrico sintase induzível e NADPHoxidase em doenças vasculares proliferativas. *Free RadicBiol Med*; 44: 1232-1245.

Goldin A, Beckman JA, Schmidt AM e Creager MA (2006): Produtos finais de glicação avançada que desencadeiam o desenvolvimento de lesão vascular diabética. *Circulation*; 114: 597-605.

Gradinaru D,Borsa C,Ionescu C e Prada GI (2015): LDL oxidada e síntese de NO-Biomarcadores de endotelialdisfunção e envelhecimento. *Mecanismos de Envelhecimento e Desenvolvimento*; 151: 101-113

Grassi D, Aggio A, Onori L, Croce G, Tiberti S, Ferri C, Ferri L e Desideri G (2008): Chá, flavonóides e reatividade vascular mediada por óxido nítrico. *Nutr.*; 138: 1554-1560.

Gray GA, Sharif I, Webb DJ e Seckl JR (2001): Estrogen and the cardio vascular system: the good, the bad and the puzzling. *Tendências em Ciências Farmacológicas*; 22(3):152-156.

GuoaD, Wanga J, WangaX, LuoaH, Zhanga H, Caoa D, Chena L e Huang N (2011): Efeito estrogénico de ajuste duplo direcional da naringina de

Rhizomadrynariae (Gusuibu). *Jornal de Etnofarmacologia*; 138: 451- 457

Gursua MF, Onderci M, Gulcu F e Sahin K (2004): Effects of vitamin C and folic acid supplementation on serum paraoxonase activity and metabolites induced by heat stress in vivo. *Nutrition Research*; 24: 157-164

Hamburgo NM e Vita JA (2005): Endothelial dysfunction in atherosclerosis: Mecanismos de diminuição da bioatividade do óxido nítrico. In: Loscalzo J (ed).*Molecular Mechanisms of Atherosclerosis*. London: Taylor and Francis: 95-110.

Hirose A,Tanikawa T, Mori H, Okada Y e Tanaka Y (2010): Os produtos finais de glicação avançada aumentam a permeabilidade endotelial através da via de sinalização RAGE/Rho. *FEBS Lett;* 584: 61-66.

Holden DP, Cartwright JE, Nussey SS e Whitley GS (2003): Estrogen stimulates dimethylargininedimethylamino hydrolase activity and the metabolism of asymmetric dimethylarginine.*Circulation*; 108: 1575-1580.

Hossain MS, Alam N, Amin SMR, Basunia MA e Rahman A(2007): Teor de ácidos gordos essenciais de *Pleurotuostreatus*, Ganodermalucidume *Agaricusbisporus*.*Bangladesh J Mushroom*; 1:1-7

Hossain M, Qadri SM e Liu L (2012): A inibição da síntese de óxido nítrico aumenta o rolamento e a adesão de leucócitos na microvasculatura humana. *Journal of Inflammation*; 9(1):28.

Huang Y, Wu Z, Riwanto M, Gao S, Levison BS, Gu X, Fu X, Wagner MA, Besler C, Gerstenecker G, Zhang R, Li X, DiDonato AJ, Gogonea V, Tang WH, Smith JD, Plow EF, Fox PL, Shih DM, Lusis AJ, Fisher EA, DiDonato JA, Landmesser U e Hazen SL (2013): Mieloperoxidase, paraoxonase-1 e HDL formam um complexo ternário funcional. *The Journal of Clinical Investigation*; 123(9):3815-3828.

Ishida K, Geshi T, Nakano A, Uzui H, Mitsuke Y, Okazawa H, Ueda TandLee JD (2012): Efeitos benéficos do tratamento com estatinas na disfunção microvascular coronária e na remodelação do ventrículo esquerdo em pacientes com enfarte agudo do miocárdio. *Int J Cardiol*; 155(3):442-447.

Jadert C, Petersson J, Massena S, Ahl D, Grapensparr L, Holm L, Lundberg JO e Phillipson M(2011): Diminuição do recrutamento de leucócitos por nitrato inorgânico e nitrito na inflamação microvascular e na lesão intestinal induzida por AINE. *Free RadicBiol Med*; 52(3):683-692.

Jayakumar T, Thomas PA e Geraldine P (2009): Actividades antioxidantes in-vitro de um extrato etanólico do cogumelo ostra, *Pleurotusostreatus*. *Innovative Food Science & Emerging Technologies*; 10(2): 228-234.

Jayakumar T, Thomas PA, Sheu JR e Geraldine P (2011): Efeitos antioxidantes in-vitro e in-vivo do cogumelo ostra *Pleurotusostreatus*. *Food Research International*; 44: 851-861.

Jayasuriya WJ, Wanigatunge CA, Fernando GH, Abeytunga DT andSuresh TS**(2015):**Atividade hipoglicemiante dos cogumelos *pleurotusostreatus* e *p. cystidiosus* culinários em voluntários saudáveis e pacientes diabéticos de tipo 2 com dieta controlada e os possíveis mecanismos de ação. *Phytother. Res;* 29: 303-309.

Jung BI, Kim MS, Kim HA, Kim D, Yang J, Her S e Song YS (2010): O éster fenetílico do ácido cafeico, um componente da própolis de colmeia, é um novo modulador seletivo do recetor de estrogénio, Phytother. *Res;* 24: 295-300.

Khan MA(2010): Composição nutricional e efeito hipocolesterolemiante do cogumelo: Pleurotussajor-cajuand *Pleurotusflorida*:LAP Lambert Academic publishing Gmbh&co. KG:Saarbrucken, Alemanha 1-11

Kim KH, Moriarty K e Bender JR (2008a): Vascular cell signaling bymembrane estrogen receptors. *Esteróides*; 73:864-869

Kim MK, Math RK, Cho KM, Shin K J, Kim JO, Ryu JS, Lee YH, *et al.*

(2008b): Efeito de *Pseudomonas* sp. P7014 no crescimento do cogumelo comestível *Pleurotuseryngiiem* cultura de garrafa para produção comercial. *Bioresource Technology*; 99(8): 3306-3308.

Kiyici A, Okudan N, "kbel HG e Belviranli M (2010): O efeito dos extractos de sementes de uva sobre as actividades de paraoxonase sérica em ratos diabéticos induzidos por estreptozotocina. *J Med Food*; 13 (3): 725-728

Knipe L, Meli A, Hewlett L Bierings R, Dempster J, Skehel P, Hannah MJ e Carter T(2010): Um modelo revisto para a secreção de tPA e citocinas a partir de células endoteliais cultivadas.*Blood*; 116(12): 2183-2191.

Kohan DE, Rossi NF, Inscho EW e Pollock DM (2011): Regulação da pressão arterial e homeostase do sal pela endotelina. *Physiol Rev*; 91 (1): 1-77.

Kolluru GK, Bir SC e Kevil CG (2012): Disfunção endotelial e diabetes: Effects on angiogenesis, vascular remodeling, andwound healing.*Int J Vasc Med*; 2012:1-30.

Kues U e Liu Y(2000): Fruiting body production inbasidomycetes. ApplMicrobiolBiotechnol; 54:141-152

Kumar P e Clark M (2012): Clinical medicine. A textbook for medical students and doctors. S. W. Saunders Company Ltd: Londres, Reino Unido; 49-1045.

Kunnen S e Van Eck M (2012): Lecitina-colesterol acil transferase: Old friend or foe in atherosclerosis. *Lipid Res*;53(9):1783-99

Kwon EY, Do GM, Cho YY, Park YB, Jeon SM e ChoiMS(2010): Propriedade anti-aterogénica do ácido ferúlico em ratos deficientes em apolipoproteína E alimentados com dieta ocidental: Comparação com o clofibrato. *Food and Chemical Toxicology*; 48: 2298-2303

Lajer M, Tarnow L, Jarsal A, Teerlink T, Parving HH e Rossing P (2008):A concentração plasmática de dimetilarginina assimétrica (ADMA) prediz a morbilidade e mortalidade cardiovascular em doentes diabéticos de tipo 1 com nefropatia diabética. *Diabetes Care*;31: 747-752

Lalountas MA, Balllas KD, Skouras C, Asteriou C, Kontoulis T, Pissas D, Triantafyllou A e Sakantamis AK. (2010): Preventing intraperitoneal adhesions with atorvastatin and sodium hyaluronate/ carboxymethylcellulose: a comparative study in rats. *Am J Surg*;200(1):118-123.

Landmesser U, Hornig B e Drexler H(2004): Endothelial Function: *A* Critical

Determinant in Atherosclerosis?.*Circulation*, 109: 27- 33

Lehti K, Rose NF, Valavaara S, Weiss SJ eKeski-Oja J (2009): MT1-MMP promove a desdiferenciação do músculo liso vascular através do processamento de LRP1. *Ciência Celular*; 122: 126-135.

Li SC, Liu YH, Liu JF, Chang WH, Chen CM e Chen CYO (2011): O consumo de amêndoas melhorou o controlo glicémico e os perfis lipídicos em pacientes com diabetes mellitus tipo 2. *Metabolismo Clínico e Experimental*; 60: 474-479.

Lorenzi M (2007): A via do poliol como um mecanismo para a retinopatia diabética: Atraente, evasivo e resistente. *Exp Diabetes Res*; 2007(61038):1-10.

Louis SF e Zahradka P (2010): Vascular smooth muscle cell motility: From migration to invasion. *Experimental & Clinical Cardiology;* 15(4): 75-85.

Loyer X, Damy T, Chvojkova Z, Robidel E, Marotte F, Oliviero P, Heymes C e Samuel JL (2007): 17betaestradiolregulates constitutive nitric oxide synthase expression differentially inthe myocardium in response to pressure overload. *Endocrinology*;148(10):4579-4584.

Mahfouz MH, Emara IA, Shouman AS e Ezz MK (2009): Asymmetrical dimethylarginine (ADMA) and nitricoxide as potential cardiovascular risk factors in type 2 diabetes mellitus. *Afr. J. Biochem. Res*;3 (8): 293-301

Mahmoodi M, Hosseini-Zijoud S, Arababadi MK,Khorramdelazad H, Moradi-Sardareh H, Moradi Y, Hassanshahi G *et al.* (2013): Effectof Persian shallot

(Allium hirtifoliumBoiss.) sobre a expressão dos genes glucocinase (GCK), glicogénio fosforilase e fosfoenolpiruvato-carboxiquinase (PEPCK) em ratos diabéticos. *Afr J of Pharm and Pharmacol;* 7(7): 389-396.

Manzi P, Marconi S, Aguzzi A e Pizzoferrato L (2004): Cogumelos comerciais: Qualidade nutricional e efeito da cozedura. *Food chem*; 84: 201-206

Mapanga FR e FaadielEssop M (2016): American Journal of Physiology - Heart and Circulatory Physiology Published ; 310 (2).

Maritim AC, Sanders RA e Watkins JB (2003): 3rd. Diabetes, stress oxidativo e antioxidantes: A review. *J BiochemMolToxicol*; 17:24-38.

Martinelli N, Consoli L, Girelli D, Grison E, Corrocher R andOlivieri O (2013) :Paraoxonases: Ancient substrate hunters and their evolving role in ischemic heart disease. *AdvClinChem*; 59:65-100.

Mattar CN, Harharah L, Su LL, Agarwal AA, Wong PC e Choolani (2008): Menopausa, terapia hormonal e doenças cardiovasculares e cerebrovasculares. *Ann Acad Med Singapore*; 37:54-62

Mattiala P, Konko K, Eurola M, Pihlava JM, Aatola J,Vahteristo L, Hietaniemi V, Kumpulainen J, Valtonen M e Piironeen V (2001): Content of vitamins, minerals elements and some phenolic compounds in cultivated mushrooms. *J Agric Food Chem*; 49(5): 2343-2348

Maturana MA, Irigoyen MC e Spritzer PM (2007): Menopausa, estrogénios e disfunção endotelial: Conceitos actuais. *Clinics*;62(1):77-86.

Mayes JS e Watson GH (2004): Diret effects of sex steroid hormones onadipose tissues and obesity. *Obes Rev*;5:197-216.

Mendelsohn ME (2000): Nongenomic, estrogen recetor-mediated activation of endothelial nitric oxide synthase how does it work? what does it mean?.*Circ Res*;87:677-682.

Miquel J, Ramirez-Boscà A, Ramirez-Boscà JV eAlperi JD (2006): Menopausa: A review on the role ofoxygen stress and favorable effects of dietary antioxidants. *Arch GerontolGeriatr*; 42:289-306

Mitra p, Khatua S e Acharya K (2013): Propriedades de eliminação de radicais livres e ativação de NOS de polissacarídeo bruto solúvel em água de *pleurotusostreatus*. *Asian J Pharm Clin Res*; 6(3): 67-70.

Mohamed EM e Farghaly FA (2014): Compostos bioactivos do cogumelo *pleurotusostreatus* fresco e seco. *Jornal Internacional de Biotecnologia para Indústrias de Bem-Estar*; 3: 4-14

Moncada S (1999): Nitric oxide: Descoberta e impacto na medicina clínica. *J R Soc Med*; 92:164-169.

MonsalveE, Oviedo PJ, Garcia-Pérez MA, Tarin JJ, Cano AeHermenegildo C (2007): O estradiol neutraliza a assimetria induzida pela LDL oxidada dimetilarginina por células endoteliais humanas em cultura. *Investigação Cardiovascular*; 73, 66-72

Mudau M,Genis A,Lochner A e Strijdom H (2012): Disfunção endotelial: O preditor precoce da aterosclerose.*Cardiovasc J Afr*; 23: 222-231

Mukai Y, Wang CY, Rikitake Y e Liao JK (2007): Phosphatidylinositol 3-kinase/protein kinase Akt negativamente regula a expressão do inibidor do ativador do plasminogénio tipo 1 em células endoteliais vasculares. *Heart and Circulatory Physiology*; 292:1937-1942.

Muniyappa R e Sowers JR (2013): Papéis da resistência à insulina na disfunção endotelial,Rev.*Endocr. Metab.Disord*; 14:5-12.

NakhjavaniM, Karimi-Jafari H ,Esteghamati A ,Khalilzadeh O, Asgarani F andGhadiri-Anari A(2010):ADMA is a correlate of insulin resistance in early- stage diabetesindependent of hs-CRP and body adiposity. *Annalesd'Endocrinologie*; 71: 303-308

Nevzati E,Shafighi M, Bakhtian KD, Treiber H,Fandino Jand Fathi AR (2015):O estrogénio induz a produção de óxido nítrico através da ativação da óxido nítrico sintase nas células endoteliais. *ActaNeurochirurgica Supplement*;120:141-145.

Nezami N,Ghorbanihaghjo A,Argani H, Safa J, RashtchizadehN, Vatankhah AM, SalariB eHajhosseiniB (2011):A lovastatina aumenta a atividade da enzima paraoxonase e suprime a suscetibilidade das lipoproteínas de baixa densidade à oxidação na nefropatia diabética de tipo 2.*Clinical Biochemistry*; 44:165-170

Noll C, Hamelet J, Matulewicz E, Paul JL, Delabar JM e Janel N (2009): Efeitos dos compostos polifenólicos do vinho tinto sobre a paraoxonase-1 e o recetor-1 da lipoproteína de baixa densidade oxidada semelhante à lectina em ratos hiperhomocisteinémicos. *Journal of Nutritional Biochemistry*; 20: 586-596

Nyberg M, Jensen JG, Thaning P, Hellsten Y e Mortensen SP (2012): Papel do óxido nítrico e prostanóides na regulação do fluxo sanguíneo da perna e pressão arterial em humanos com hipertensão essencial: efeito do treinamento aeróbico de alta intensidade. *Physiology*, 590 (6): 1481-1494.

Oates PJ (2002): The polyol pathway and diabetic peripheral neuropathy. *Neurobiology of Diabetic Neuropathy* ; 50:325-392.

Oliver JJ, Webb DJ e Newby DE (2005): Stimulated tissue plasminogen activator release as a marker of endothelial function in humans.*ArterisclerThrombVascBiol*; 25(12):2470-2479.

Otamere HO, Aloamaka CP, Okokhere PO e Adisa WA (2011): Perfil lipídico no diabetes mellitus; Que impacto tem a idade e a duração.*Br Farmacologia e Toxicologia*; 2(3): 135-137.

Pandhare RB, Sangameswaran B, Mohite PB e Khanage SG (2012): Potencial anti-hiperglicémico e de redução de lípidos de adenantherapavoninalinn em ratos diabéticos induzidos por estreptozotocina. *Orient Pharm Exp Med*; 12 (3): 197-203.

Paneni F, Beckman JA, CreagerMAe Cosentino F (2013): Diabetes e doença vascular: fisiopatologia, consequências clínicas e terapia médica: parte I.*European Heart Journal*;34: 2436-2446.

Pansuria M, Xi H, Li L, Yang X e Wang H (2012): Resistência à insulina, stress metabólico e aterosclerose. *Front Biosci (Schol Ed)*; 1(4): 916-931.

Papaspyridi LM, Aligiannis N, Topakas E, Christakopoulos P, Skaltsounis AL eFokialakis N (2012): "Fermentação submersa do cogumelo comestível *Pleurotusostreatusem* um biorreator de tanque agitado em batelada como uma alternativa promissora para a produção eficaz de metabólitos bioativos,".*Molecules*;17(3): 27142724.

Parsaeyan N, Mozaffari-Khosravi H eMozayan MR (2012): Efeito do suco de romã na atividade da enzima paraoxonase em pacientes com diabetes tipo 2. *Journal* *ofDiabetes & Metabolic Disorders*; 11(1):11

Paterni L, Granchi C, Katzenellenbogen JA e MinutoloF(2014): Receptores de Estrogénio Alfa (ERa) e Beta (ERβ): Ligandos selectivos do subtipo e potencial clínico. *Esteróides*; 90:13-29

Pinna C, Cignarella A, Sanvito P, Pelosi V e BolegoC(2008): A privação prolongada de hormonasovarianas prejudica as acções vasculares protectoras dos agonistas do recetor de estrogénio α. *Hypertension* ; 51:1210-1217

Potenza MA, Addabbo F e Montagnani M (2009): Vascular actions of insulin with implications for endothelial dysfunction.*Am J PhysiolEndocrinolMetab*; 297:568-577.

Prasad AS, Bao B, Beck FWJ, Kucuk O e Sarkar FH (2004): Antioxidanteffect of zinc in humans. *Free RadicBiol Med*; 37(8):1182-1190.

Puttaraju NG, Venkateshaiah SU, Dharmesh SM, Urs SMN e Somasundaram R(2006): Antioxidant activity of indigenous edible mushrooms. *Journal of agricultural and food chemistry*; 54(26): 9764-9772.

Qian J, Zhang Q, Church JE, Stepp DW, Rudic RD e Fulton DJ (2010): Papel da produção local de óxido nítrico derivado do endotélio na sinalização do GMPc e da *S-nitrosilação*. *Am J Physiol Heart Circ Physiol*; 298: 112-118.

Rajendran P, Rengarajan T, ThangavelJ, NishigakiY, Sakthisekaran D, Sethi G e Nishigaki I (2013):O endotélio vascular e as doenças humanas. *IntJBiolSci*; 9(10):1057-1069.

Ramachandran S, Rajasekaran A eAdhirajan N (2013): Atividade antidiabética *in vivo* e *in vitro* da *casca de Terminaliapaniculatabark*: Uma avaliação de possíveis fitoconstituintes e mecanismos para o controlo da glicose no sangue na diabetes. *ISRN Pharmacology*; 2013: 1-10.

Reis FS, Pereira E, Barros L, Sousa MJ, Martins A e Ferreira IC (2011): Perfis de biomoléculas em cogumelos silvestres não comestíveis com valor antioxidante,".*Molecules*; 16(6): 4328-4338.

Reis FS, Barros L, Martins A e Ferreira IC (2012): Composição química e valor nutricional dos cogumelos cultivados mais apreciados: Um estudo comparativo inter-espécies. *Food Chem. Toxicol.*; 50: 191-197.

Sahli D, Eriksson JW, Boman K e Svensson MK (2009): A atividade do ativador do plasminogénio tecidular (tPA) é um marcador novo e precoce de LEAD assintomático na diabetes tipo 2. *ThrombRes*; 123:701-706.

Salame MY, Samani NJ, Masood I e deBono DP (2000): Expressão do sistema ativador do plasminogénio na parede vascular humana. *Atherosclerosis*;152:19 -28.

Sandoo A, Zanten VV, Metsios GS, Carroll Dand Kitas GD(2010):O endotélio e o seu papel na regulação do tom vascular.*The Open Cardiovascular Medicine Journal*; 4: 302-312.

Saxena R andJaiswalG (2010): Vitamin E, markers of oxidative stress and nitric oxide levels in senescence. *Journal of The Indian Academy of Geriatrics*; 6(2):71-77.

Sawamura T (2004): LOX-1, um recetor de LDL oxidado semelhante a uma lectina identificado em células endoteliais, na disfunção endotelial. *IntCongr*;1262: 531-534.

Schinelli S (2006): Pharmacology and physiopathology of the brain endothelin system: an overview. *Curr. Med. Chem.*; 13 (6): 627-638.

Schneider I, KresselG, Meyer A, Krings U, Berger RG e Hahn A (2011): Efeitos de redução de lípidos do cogumelo ostra (*Pleurotusostreatus*) em humanos. *J Functional Foods*; 3: 17-24.

Sellers MM e Stallone JN (2008): Sympathy for the devil: the role of thromboxane in the regulation of vascular tone and blood pressure. *Am Physiology - Heart and Circulatory Physiology*; 294: 1978-1986.

SenaCM,PereiraAMeSeiçaR(2013): Disfunção endotelial - um importante mediador da doença vascular diabética. *Molecular Basis of Disease*; 1832(12):2216-2231.

Shepherd J (2005): Does statin mono therapy address the multiple lipid abnormalities in type-2 diabetes. *Atherosclerosis Supplements*; 6: 15-19

Shi Y, So KF, Man RY andVanhoutte PM (2007): Os radicais livres derivados do oxigénio medeiam as contracções dependentes do endotélio nas artérias femorais de ratos com diabetes induzida por estreptozotocina. *Br J Pharmacol*, 152: 1033-1041.

Shi Y e Vanhoutte PM (2009): Reactive oxygen-derived free radicals are key to the endothelial dysfunction of diabetes. *Diabetes,* 1: 151-162.

Sibal L, AgarwalSC, Home PD e Boger RH (2010):O papel da dimetilarginina assimétrica (ADMA) na disfunção endotelial e na doença cardiovascular.*Current Cardiology Reviews*; 6: 82-90.

Simoncini T e Genazzani AR (2003): Non-genomic actionsof sex steroid hormones. Eur J Endocrinol; 148:281-292.

Singh VP, Bali A, Singh N e Jaggi AS (2014): Produtos finais de glicação avançada e complicações diabéticas.*Korean JPhysiolPharmacol;* 18: 1-14

Solano MP e Goldberg RB (2006): Controle lipídico no diabetes tipo 2. *ClinDiab* .; 24:27-32.

Soldatos G, Cooper ME e Jandeleit-Dahm KAM (2005): Produtos finais de glicação avançada em estados de resistência à insulina. *CurrHypertens Rep* ;7:96-102.

Sugimoto M, Nakayama M,GotoTM, Amano M, Komori K e Kaibuchi K (2007): Rho-kinase phosphorylates eNOS at threonine 495 in endothelial cells. *Biochemical and Biophysical Research Communications* ; 361: 462-467

Suman R e Saffron AW (2008): Phytoestrogens estrogensynthesis and breast cancer. *Journal of SteroidBiochemistry and Molecular Biology*; 3: 186-195.

Suzuki N e Imai A (2010): O inibidor da HMG-CoA redutase lovastatina regula positivamente a produção do ativador do plasminogénio através da sinalização RhoA na linha celular peritoneal Met5A. *GynecolSurg*; 7(2):189-193.

Tan KP, Chen J, Wend WE e Thompson LU (2004): A morfogénese da glândula mamária é reforçada pela exposição a sementes de linhaça ou ao seu principal lignano durante o aleitamento em ratos. *Jornal da Sociedade de Biologia Experimental e*

Medicina; 2: 147-157.

Tariq K e Khan MA (2015): Disfunção endotelial e nível alterado de dimetil arginina assimétrica em pacientes com diabetes mellitus tipo 2. *J Postgrad Med Inst*; 29(3): 143-150.

Tessari P, Cecchet D, Cosma A, Vettore M, Coracina A, Millioni R, Iori E, Puricelli L, Avogaro A e Vedovato M(2010): A síntese de óxido nítrico é reduzida em indivíduos com diabetes tipo 2 e nefropatia. *Diabetes*; 59:21522159.

Thorin E e Clozel M(2010): The cardiovascular physiology and pharmacology of endothelin-1. *AdvPharmacol*; 60: 1-26.

Tinggi U (2008): Selénio: O seu papel como antioxidante na saúde humana. *Environ Health Prevent Med.*; 13(2): 102-108.

Traber MG e Stevens JF (2011): Vitaminas C e E: Efeitos benéficos de uma perspetiva mecanicista. *Free RadicBiol Med.*1; 51(5): 1000-1013.

Turnbull CM, Marcarino P, Sheldrake TA, Lazzarato L, Cena C, Fruttero R,Gasco *A*et *al*(2008): Um novo composto híbrido de libertação de aspirina-NO inibe a libertação de TNFalfa de monócitos e macrófagos humanos activados por LPS. *J Inflamm (Lond)*;5:12.

Turk R, Juretic D, Geres D, Svetina A, Turk N e Flegar-Mestric Z (2008): Influência do stress oxidativo e da adaptação metabólica na atividade da PON1 e no nível de MDA em vacas leiteiras em transição. *Animal Reproduction Science* 108: 98-106.

Umpaichitra V, Hussain MM e Castells S (2005): Inibidor do ativador do plasminogénio-1 e ativador do plasminogénio tecidular em adolescentes de minorias com diabetes tipo 2 e obesidade. *Pediatr Res;* 58: 483-487.

Urano T e SuzukiY (2012): Fibrinólise acelerada e sua propagação em células endoteliais vasculares por tPA secretado e retido. *Jornal de Biomedicina e Biotecnologia*;*2012(4):*208108.

Vinik A e Flemmer M(2002): Diabetes e doença macrovascular. *J Diabetes Complications;* 16(3): 235-245.

Wang D, Sakoda AK e Suzuki M (2001): Biological efficiency andnutritional values of *Pleurotousostreatuscultivated* on spentbeer grain. *BioresourTechnolo;* 78(3):293-300

Weis M, Kledal TN, Lin KY, Panchal SN, Valantine HA, Mocarski ES e Cooke JP (2004): A infeção por citomegalovírus prejudica a via da óxido nítrico sintase: Papel da dimetilarginina assimétrica na arteriosclerose de transplantes. *Circulation;* 109: 500-505.

Westphal S, Borucki K, Luley C, Martens-LobenhofferJ e Bode-Boger SM (2006): Treatment with niacin lowers ADMA.*Atherosclerosis;* 184: 448-450.

Xiao HH, GaoQG, Zhang Y, Wong KC, Dai Y, Yao XS e Wong MS (2014): O ácido vanílico exerce actividades semelhantes a estrogénios em células UMR 106 semelhantes a osteoblastos através da via de sinalização ER mediada por MAP quinase (MEK/ERK). *Journal of Steroid Biochemistry & Molecular Biology;* 144(9): 382-391

Xu SH, Jin WS e Lin YD (2003): Relação entre o nível de glicose plasmática e a secreção de insulina em pacientes diabéticos tipo 2.*Di Yi Jun Yi Da XueXueBao;* 23(8):859-862.

Xu-dong G, Qi-yu D, Yue-ying W, Yan T, Kai-dong D, Xin-jian W, Tong F e Gui-long Y (2012): O efeito da administração de rutina nos níveis plasmáticos de estrogénio, prolactina, hormona de crescimento e expressão genética dos seus receptores nas glândulas mamárias em ratos ovariectomizados. *Jornal de Agricultura Integrativa;* 11(10): 1700-1706

Yamada T, Fujino T, Yuhki K, Hara A, Karibe H, Takahata O, Okada Y, Xiao C, Takayama K, Kuriyama S, Taniguchi T, Shiokoshi T, Ohsaki Y, Kikuchi K, Narumiya S e Ushikubi F (2003): Thromboxane A2 regulates vascular tone via its inhibitory effect on the expression of inducible nitric oxide synthase. *Circulation;* 108: 2381-2386.

Yamagishi S, Ueda S e Okuda S (2007): A possible involvement of crosstalkbetween advanced glycation end products (AGEs) and asymmetricdimethylarginine (ADMA), an endogenous nitric oxide synthase inhibition accelerated atherosclerosis in diabetes. *Med Hypotheses*;69:922-924.

Yung LM, Wong WT, Tian XY, Leung FP, Yung LH, Chen ZY, Yao X, Lau CW e Huang Y (2011): A inibição do sistema renina-angiotensina reverte a disfunção endotelial e o stress oxidativo em ratos com deficiência de estrogénio. *PLoSOne*; 6(3):e17437.

Zeibig S, Li Z, Wagner S, Holthoff HP, Ungerer M, Bültmann A, Uhland K ,et al (2011): Efeito da proteína de ligação ao ox-LDLFc-CD68 na extensão da placa e vulnerabilidade na aterosclerose. *CircRes*;108(6): 695-703.

Zych M, Folwarczna Jand Trzeciak HI (2009):Ácidos fenólicos naturais podem aumentar o nível de estradiol sérico em ratosovariectomizados.*actabiochimicapolonica*; 56(3): 503507.

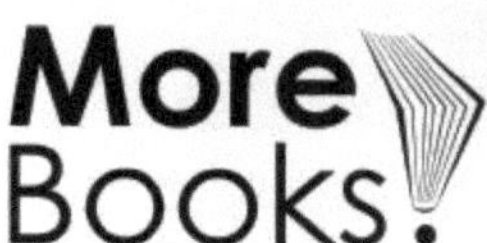

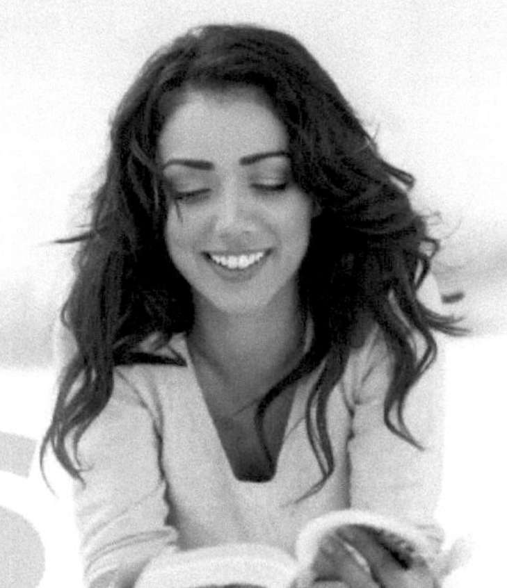

Buy your books fast and straightforward online - at one of world's fastest growing online book stores! Environmentally sound due to Print-on-Demand technologies.

Buy your books online at
www.morebooks.shop

Compre os seus livros mais rápido e diretamente na internet, em uma das livrarias on-line com o maior crescimento no mundo! Produção que protege o meio ambiente através das tecnologias de impressão sob demanda.

Compre os seus livros on-line em
www.morebooks.shop

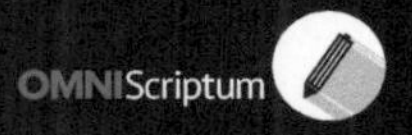

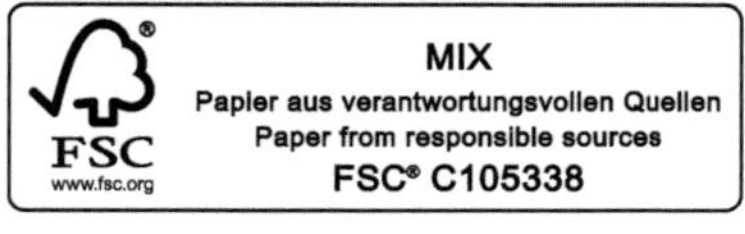

Printed by Books on Demand GmbH, Norderstedt / Germany